ullstein

Das Buch

Wer geistig rege und gut gelaunt in die Jahre kommt, bleibt auch körperlich auf der Höhe und hat mehr vom Leben – Beweise dafür gibt es zuhauf. Mentale Fitness ermöglicht, dass man sich jünger fühlt (und jünger erscheint), als man eigentlich ist. Frank Naumann zeigt, wie man systematisch etwas für seine geistige Leistungsfähigkeit tun und damit einen spürbaren Anti-Aging-Effekt erzielen kann – mit den »6 Pfeilern der geistigen Vitalität«: Techniken und Verhaltensweisen, die das Hirn trainieren und in vielen Alltagssituationen zum Tragen kommen.

Der Autor

Frank Naumann, geboren 1956, studierte Philosophie mit den Schwerpunkten Biologie, Psychologie und Medizin. Nach seiner Promotion 1984 und seiner Habilitation 1989 war er bis 1998 Mitarbeiter für Kommunikationstheorie an der Humboldt-Universität Berlin. Er ist Autor zahlreicher Sachbücher und arbeitet zudem als Kommunikationstrainer.

Frank Naumann

Mentale Fitness

Die 6 Pfeiler der geistigen Vitalität

Mit Zeichnungen von Axel Hörnig

Ullstein

Besuchen Sie uns im Internet:
www.ullstein-taschenbuch.de

Umwelthinweis:
Dieses Buch wurde auf chlor- und säurefreiem Papier gedruckt.

Originalausgabe im Ullstein Taschenbuch
1. Auflage Oktober 2007
2. Auflage 2008

Umschlaggestaltung: HildenDesign, München
Titelabbildung: HildenDesign, München
Illustrationen: Axel Hörnig
Satz: KompetenzCenter, Mönchengladbach
Gesetzt aus der Berkeley
Druck und Bindearbeiten: Ebner & Spiegel, Ulm
Printed in Germany
ISBN 978-3-548-36967-9

Inhalt

Vorwort: Mentale Fitness – Ihre Methusalemgarantie! 11
- Mit den Jahren wächst der Frohsinn 11
- Mentale Fitness hält jung 12
- Wer mitdenkt, hat mehr vom Leben 12
- Sie starten gerade Ihr Kopfjogging 13

Geistig fit – so genießen Sie Ihre besten Lebensjahre 15

Mentale Mobilität hält uns jung 16
Großstadtchaos schlägt gesunde Landluft 17
Mit den Jahren steigt die Stimmung 17
Erlebtes und gefühltes Alter 20
Schreckgespenst Alzheimer 21
- MCI 21
- Vaskuläre Demenz 22
- Morbus Alzheimer 23

Gedächtnislücken sind kein Alzheimer 25
- Zehn Warnzeichen vor Alzheimer 25

15 Faktoren, die den Gehirnabbau beeinflussen 26
- Gene 27
- Kopfverletzungen 27
- Geistige Regsamkeit 28

Soja 28
Vitamin B12 und Folsäure 28
Vitamin C und E 29
Äpfel 29
Curry 29
Übergewicht, Bluthochdruck, hoher Cholesterinspiegel und Altersdiabetes 30
Zu wenig Sexualhormone 31
Kopfumfang 31
Bewegung 31
Omega-3-Fettsäuren 32
Depression und Stress 32
Entzündungen 32
So halten Sie Ihre kleinen grauen Zellen auf Trab 33
Die 6 Pfeiler der geistigen Vitalität 34

Der Wille zur Vitalität 37

»Jung sterben, und das so spät wie möglich!« 37
Das Erfolgsrezept der Hundertjährigen 38
Der Weltrekord liegt bei 122 38
Die seelischen Faktoren der Mittelmeerdiät 39
Warum der Bundespräsident jedes Jahr länger arbeiten muss 41
Wie viele Lebensjahre billigen Sie sich zu? 42
Jenseits der 85 wird alles besser 42
Die drei Anti-Vitalitäts-Fallen 44
Falle 1: Jugendwahn statt Jugendwille 44
Falle 2: Medizin statt Fitness 46

Falle 3: Selbstdiskriminierung statt Selbstbewusstsein 47
Jungbrunnen Zuversicht 49
Positive Selbstgespräche 50
Machen Sie Pläne bis zum Alter von 100 und mehr Jahren 51
Halten Sie sich alle Optionen offen 51
Verklären Sie Ihre Erinnerungen 52
Fliehen Sie die Bequemlichkeitsfalle 53

Zwischen Neugier und Abgeklärtheit 55

Jugend schützt nicht vor Vergesslichkeit 56
Umbau statt Abbau 57
Sinn und Gefahr der Routine 61
Das Gedächtnis ist so gut wie seine Arbeitsweise 63
Die 7 Schlüssel zur Intelligenz 65
Sinne 68
Kommunikation 68
Neugier 69
Körper 71
Raum und Zeit 72
Logik 74
Gefühle 74
Auf Ihre fluide Intelligenz kommt es an 77
So fördern Sie Ihre fluide Intelligenz 79
Rationell lesen 80
Lesen Sie mit einer zielgerichteten Erwartungshaltung 81
Unterstreichen Sie Schlüsselwörter 81

Lesen Sie Wortgruppen statt einzelne Wörter 82
Nutzen Sie die Struktur der Absätze 83
Lesen Sie schnell über Wiederholungen oder Abschnitte ohne Information hinweg 83
Lesen am Computer 84
Kreativität – die Kunst des Querdenkens 85
Kreativitätsübungen 86
Ersinnen, was noch nie da war 92
Kreative Einstellung 92
Kreative Methoden 93
Auf ein Neues! 96
Jonglieren – eine Kurzanleitung 98

Das Gedächtnis – Sieb oder Speicher? 103

Wann ein Sieb einem Topf vorzuziehen ist 103
Isolierte Informationen sind schwer zu behalten 106
Testen Sie Ihr Gedächtnis! 109
Die Gedächtnistricks der Profis 115
Gedächtnis heißt, Verbindungen knüpfen 117
Die Orientierungspunkte-Methode 118
Die Zahlenbild-Methode 125
Telefonnummern und Geheimzahlen merken 131
Die Reim-Methode 132
Die Profi-Methode 134

Die Kunst der Selbstbehauptung 139

Ein wacher Geist stärkt das Selbstbewusstsein 140

Das Wunder der Wiedererinnerung 141
Vertrauen Sie Ihrer inneren Uhr 143
Schreckgespenst Auswendiglernen 143
Nie mehr vergessen! 144
Leicht merken mit System 146
Sicherheitskopie Notizzettel 148
Nie mehr Merkzettel? 149
Koppeln Sie Gedächtnis und Notizen 152
Mentale Selbstverteidigung 154
Ihre wichtigste Waffe heißt Information 154
So bringen Sie Angreifer aus dem Konzept 155
Resilienz – das Geheimnis seelischer Widerstandskraft 157
Innerer Abstand 159
Humor 160
Mäßigung 160
Unterstützung durch Freunde 161

Überlebensversicherung soziale Netze 163

Freunde suchen und gewinnen 164
So bauen Sie ein soziales Netz auf 165
So halten Sie Ihr soziales Netz aufrecht 166
Wege zu einem perfekten Namensgedächtnis 167
Die Dialog-Methode 168
Die Experten-Methode 171
So behalten Sie Namen *und* Gesichter 173
Grundkurs Gesprächsführung 175
Wer fragt, der führt 177
Das Sokratische Gespräch 178

Der Kommunikationsprofi – so werden Sie ein beliebter Gesprächspartner 181
Phase 1: Der Smalltalk 182
Phase 2: Der Gedankenaustausch 184
Schlagfertigkeit – der Schlüssel zu einem wendigen Geist 185
Nie mehr sprachlos! 186
Thema wechseln 188
Betont sachliche Fragen 189
Kompliment statt Gegenangriff 189
Wörtliche Zustimmung 190
Der lakonische Zweisilber 190

Sinnsuche – kein Privileg für Teenager 193

Wie der Zeitgeist die Sinnfrage bestimmt 193
Sinn oder viele Sinne? 195
Das Rückschau-Spiel 197

Tipps zum Weiterlesen 201

Register 205

Vorwort: Mentale Fitness – Ihre Methusalemgarantie!

Seit Jahrtausenden ist die Menschheit auf der Suche nach dem Jungbrunnen. In der Sage verwandelt er nicht bloß Alt in Jung, sondern auch keifende Hexen und knurrige Griesgrame in heitere, unbeschwerte Geschöpfe. Mit der Jugend kehren nach althergebrachter Überzeugung auch Fröhlichkeit und Optimismus zurück.

Mit den Jahren wächst der Frohsinn

Heute wissen wir: Auch die Umkehrung ist wahr. Wer geistig rege und gut gelaunt in die Jahre kommt, bleibt auch körperlich jung.

Lange Zeit galten einzig körperliches Training und schlanke Linie als wirksame Anti-Aging-Strategien. Demnach müssten Sportler eine höhere Lebenserwartung aufweisen als Normalbürger. Das ist aber nicht der Fall. Ob Fußballer, Boxer oder Reiter – die meisten Sportstars treten im Alter zwischen 70 und 85 von der Bühne des Lebens ab. Boxerlegende Max Schmeling, der Anfang 2005 mit 99 Jahren starb, war eine Ausnahme.

Dagegen sind nicht wenige Geistesarbeiter älter als hundert geworden, so etwa der Schriftsteller Ernst Jünger, die Filmemacherin Leni Riefenstahl oder der Philosoph Hans-Georg Gadamer. Mehr als 90 Jahre erreichten zum Beispiel der zweifache Nobelpreisträger Linus Pauling, Großbritanniens berühmtester Politiker Winston Churchill (legendär sein Credo »No sports!«) oder das Malergenie Pablo Picasso. Obwohl sie die meiste Zeit ihres Lebens in Studierstuben oder Künstlerateliers verbrachten, sicherte ihnen ihre mentale Fitness einen langen, rüstigen Lebensabend in ungebrochener geistiger Wachheit. Der Pianist Arthur Rubinstein trat mit 90 sogar noch öffentlich auf. Sein einziger Tribut an sein hohes Alter: Er verkleinerte sein Repertoire und spielte rasante Passagen etwas langsamer.

Mentale Fitness hält jung

Einzelfälle? Keineswegs. In den letzten Jahren hat die Forschung das Geheimnis der Hundertjährigen untersucht und ist dabei auf Eigenschaften wie Humor, Gelassenheit, Neugier, Kontaktfreude, Gespräche und vielfältige geistige Interessen gestoßen. Selbst hinter körperlicher Vitalität steckt letztlich ein seelisches Element.

Jeder Hobbysportler kennt es aus eigener Erfahrung: Wer seine Ausdauer trainieren will, muss sich erst einmal dazu überwinden, von seinem bequemen Sofa aufzustehen, die Laufschuhe anzuziehen, hinauszugehen und sich in Trab zu setzen. Kurz, er benötigt eine starke Motivation – eine positive Einstellung und den unbedingten Willen zum Durchhalten.

Wer mitdenkt, hat mehr vom Leben

Aber das Geheimnis reicht noch tiefer. Nach einem bekannten Spruch kommt es nicht darauf an, dem Leben

Jahre, sondern vor allem den Jahren Leben zu geben. Was nützt es, durch eine achtsame Lebensweise Jahre zu gewinnen, wenn man sie in einem geistigen Dämmerzustand verbringt?

Doch zum Glück ist die Mehrheit der über 50-Jährigen heutzutage besser drauf als viele Jugendliche. Der entscheidende Faktor ist die mentale Verfassung. Wer freilich erst einmal in den Teufelskreis geistigen Abbaus hineingeraten ist, wird sich nur noch mühsam daraus befreien können.

Sie starten gerade Ihr Kopfjogging

Haben Sie gemerkt, dass Sie vor wenigen Minuten bereits begonnen haben, Ihre geistigen Fähigkeiten zu trainieren? Sie lesen. Sie denken über Ihre geistigen Ressourcen nach.

Bleiben Sie einfach dabei. Lesen Sie weiter. Sie werden sehen, Gehirntraining ist einfacher und weniger zeitraubend als ein Spurt durch den Stadtpark. Sie brauchen keine Laufschuhe. Sie benötigen nicht einmal Extrazeit. Schon dass Sie sich jetzt nicht vom Fernseher unterhalten lassen, sondern aktiv Informationen durch Lesen aufnehmen, trainiert Ihre grauen Zellen.

Mag es für die anderen ab 35 abwärts gehen – Ihr Weg führt aufwärts. Mit jeder Seite, die Sie lesen. Mit jeder geistigen Technik, die Sie in diesem Buch kennen lernen und in Zukunft bei der Bewältigung Ihres Alltags nutzen werden. Spannende geistige Anregungen wünscht Ihnen Ihr

Dr. Frank Naumann

Geistig fit – so genießen Sie Ihre besten Lebensjahre

Ist Ihnen schon einmal folgender Widerspruch aufgefallen? Einerseits werden die Menschen immer älter. Pro Jahr wächst die durchschnittliche Lebenserwartung um drei Monate. Alle vier Jahre können sich die Neugeborenen laut Statistik über ein zusätzliches Jahr freuen.

Andererseits leidet bereits knapp die Hälfte der Bevölkerung an Übergewicht, jeder Fünfte ist fettleibig. Schuld daran sind kalorienreiches Essen und zu wenig Bewegung. Die Ärzte sind sich einig, dass die Tendenz zum ungesunden Leben zunimmt. Die Daseinsweise eines Couch-Potatos verkürze die Lebenserwartung, sagen sie.

Merkwürdig – obwohl wir immer ungesünder leben, werden wir immer älter. Wie ist das möglich? Meist lautet die schnelle Antwort: Der medizinische Fortschritt macht es möglich. Die Ärzte halten heutzutage selbst Dicke und Raucher am Leben. Aber auch das kann nicht die ganze Wahrheit sein. Denn die Medizin feiert ihre spektakulären Erfolge vor allem bei jungen Menschen. Wer in frühen Jahren an Krebs oder Herzinfarkt erkrankt, hat eine viel höhere Heilungschance als noch vor zwanzig Jahren. Treten diese Krankheiten jedoch im späten Alter auf, kann die Medizin noch immer nicht viel mehr erreichen, als die letzten Lebensmonate des Erkrankten zu erleichtern.

Mentale Mobilität hält uns jung

Dass so viele Berichte über Krebs und Alzheimer kursieren, ist im Grunde ein gutes Zeichen. Beides sind Alterskrankheiten – sie kommen umso häufiger vor, je älter die Menschen werden. Sie sind ein Beweis für die gestiegene Lebenserwartung. Es bleibt also die Frage nach der anderen Hälfte der Wahrheit: Warum werden wir heutzutage so alt, dass sich die Mediziner massenhaft mit Alterskrankheiten beschäftigen müssen?

Wenn die körperliche Verfassung eher schlechter als besser geworden ist, kann die Ursache nur in unseren Köpfen zu finden sein. Die geistige Aufgeschlossenheit hat zugenommen. Wir sind dazu übergegangen, dauerhaft das Leben von Jugendlichen zu führen. Während unsere Großeltern mit 65 bereits alt aussahen und vielfach innerlich mit dem Leben abgeschlossen hatten, geht für die heutigen Rentner die Party erst richtig los. Sie machen Abenteuerreisen, fangen ein Studium an der Universität an, suchen eine neue Liebe über einen Chat im Internet oder wandern aus, um im Süden noch einmal neu anzufangen.

Gehen Sie einmal an einem Wochentag in ein Naherholungsgebiet. Sie werden jede Menge Senioren treffen, die per Fahrrad unterwegs sind, um die Landschaft zu erkunden und etwas für ihre Fitness zu tun. Das freut nicht nur die Restaurantbetreiber, es hat auch so manche traditionelle Idee über menschliche Lebensläufe auf den Kopf gestellt.

Großstadtchaos schlägt gesunde Landluft

Lange Zeit galt zum Beispiel das Leben auf dem Lande als gesünder als jenes in der lauten, luftverschmutzten Großstadt. Doch zum Erstaunen der Statistiker werden die Menschen seit einiger Zeit in den Metropolen älter als in den Dörfern.

Fakt ist: Die Hektik in der City hält den Geist wach. Wer sich täglich als Fußgänger durch den Stadtverkehr schlängeln, im Supermarkt seine Waren selbst zusammensuchen und am Bankautomaten sein Geld mit PIN-Nummer selber auszahlen muss, wird nicht so schnell geistig einrosten. Auch Kontakte aufrechtzuerhalten erfordert mehr Eigeninitiative als auf dem Dorf, wo ein Gang zum nächsten Gartenzaun genügt, um einen Schwatz zu halten. Eine anregende, Aktivität fordernde und abwechslungsreiche Umgebung hält jung und geistig fit.

Mit den Jahren steigt die Stimmung

Vor hundert Jahren stellten sich die Forscher den Lebenslauf eines Menschen wie Treppenstufen zu einem Podest vor. Der junge Mensch erklimmt ein Siegertreppchen, dessen oberste Stufe er mit Mitte dreißig erreicht – danach steigt er wieder herunter, bis ins Grab.

Die gerade aufgeführten Beispiele widerlegen dieses Bild vom unaufhaltsamen Abstieg. Wer auch immer Leute nach ihrem seelischen Wohlbefinden befragte, fand heraus, dass es in den späteren Lebensjahren leichter fällt, glücklich zu sein.

Viele Teenager sind ängstlich und unausgeglichen. Während der Pubertät herrscht in ihren Köpfen purer Ausnahmezustand. Die Hormonschübe lösen labile Stimmungen aus und vermindern die Fähigkeit, sich in andere einzufühlen. Was ihre eigenen Fähigkeiten und Ziele betrifft, fühlen sie sich zutiefst verunsichert. Sie sind ausgerechnet mit dem Aspekt ihrer Individualität unzufrieden, der ihr Trumpf ist: ihrem Aussehen. Wenn eine Werbeagentur Models sucht, bevorzugt sie Mädchen unter 18. Doch so begehrt sie auch sein mögen – besonders glücklich sind sie nicht.

Die Weltgesundheitsorganisation WHO befragte 14- bis 16-Jährige in über zwanzig Ländern. Dabei kam heraus, dass sich in Deutschland nur jedes fünfte Mädchen und jeder vierte Junge für gutaussehend hält. Die übrigen plagen Selbstzweifel. Viele glauben, zu dick zu sein: 57 Prozent der Mädchen und immerhin noch 26 Prozent der Jungen. Darunter sind nicht wenige, die objektiv gesehen Untergewicht haben. Mehr als die Hälfte der Befragten hatte bereits Diäterfahrung.

Frauen, die ihre Wechseljahre hinter sich haben, fühlen sich dagegen in der Mehrzahl ausgesprochen wohl. Die britische Sozialwissenschaftlerin Kate Fox befragte Frauen zwischen 50 und 64. Drei Viertel hatten mehr Spaß am Leben, 65 Prozent fühlten sich insgesamt glücklicher als in früheren Jahren. Als wichtigsten Grund nannten sie ihre wachsende Unabhängigkeit in allen Lebensbereichen, von der Arbeit bis zur Freizeit.

Die bessere Laune in höheren Lebensjahren hat viele Gründe:

- Mit wachsendem Alter festigt sich der Charakter.
- Stimmungsschwankungen werden seltener, Gelassenheit und Ausgeglichenheit nehmen zu.
- Die Lebenserfahrung erlaubt es, Krisen leichter und geschickter zu bewältigen.

Außerdem leiden Jugendliche unter der unsicheren Zukunft. Sie wissen nicht genau, was in der Liebe und in der Karriere auf sie zukommt. Zwei von drei schauen sorgenvoll auf die kommenden Jahre. Werde ich Erfolg haben oder auf die Verliererstraße geraten?

Wer über 40 ist, hat die grundlegenden Entscheidungen schon hinter sich. Selbst wer noch einmal einen Neuanfang wagt, kann sich meist auf langjährige Freunde und finanzielle Reserven stützen. Er kennt längst seine Stärken und Schwächen und weiß, was er sich zutrauen kann und was nicht. Was Teenagern schlaflose Nächte bereitet – Konflikte mit dem Elternhaus, die Suche nach einer Lehrstelle oder die Frage »Wird mich jemals eine(r) wirklich lieben?« –, bekümmert den Mittvierziger nicht mehr.

Erlebtes und gefühltes Alter

Trotz dieser guten Nachrichten – auch jenseits der 40 kennen wir Probleme mit der eigenen Identität. Fragen Sie mal auf der Geburtstagsparty eines Freundes einen der Gäste nach seinem Alter. Sie können damit rechnen, eine Antwort zu bekommen wie: »Ich bin 48, fühle mich aber höchstens wie 38.«

Fragen Sie, wen Sie wollen – kaum einer wird zugeben, mental so alt zu sein, wie es sein Geburtsjahr ausweist. Selbst dann, wenn er bereits unter Bluthochdruck, Gelenkverschleiß und Altersdiabetes leidet. Auch in Partnerschaftsanzeigen setzen Singles immer häufiger zur Altersangabe den Zusatz »jünger aussehend« dazu.

Das ist nicht unbedingt eine Selbsttäuschung. Sie vergleichen sich nicht mit Gleichaltrigen, sondern mit der Generation ihrer Eltern. Und die sahen und fühlten sich mit 50 älter als die heute 60-Jährigen. Mentale Fitness – zu der auch eine jugendliche Geisteshaltung gehört – hat diese Verjüngung ermöglicht. Wenn eine ganze Generation geistig jung bleiben will, setzt sie eine neue Norm. Ein moderner 50-Jähriger ist ein jugendlicher 50-Jähriger. Jung bleiben und sich zu seinem Altern zu bekennen sind keine Gegensätze mehr.

Wenn Sie über die spontane Verjüngung hinaus systematisch etwas für Ihre geistige Leistungsfähigkeit tun, haben Sie folglich gute Chancen, einen zusätzlichen Anti-Aging-Effekt zu erzielen. Sie sind dann mit 40, 50, 60 oder 70 nicht nur jünger, als Ihre Eltern in diesem Alter waren, sondern werden auch in Ihrer eigenen

Generation zum Spitzenreiter. Sie können dann mit Fug und Recht behaupten: »Ich bin zehn Jahre jünger, als mein Ausweis behauptet.«

Schreckgespenst Alzheimer

Doch was ist mit Demenz und Alzheimer? Ist geistige Gesundheit im Alter nicht vor allem eine Frage des Schicksals oder – modern ausgedrückt – der Gene? Immerhin sind bedeutende Persönlichkeiten wie die Schauspielerin Rita Hayworth, der einstige US-Präsident Ronald Reagan und die Schriftstellerin Iris Murdoch dem Morbus Alzheimer zum Opfer gefallen.

Wie bei Krebs spielt genetische Veranlagung eine Rolle. Doch ob die Gene die Krankheit tatsächlich auslösen, hat in erster Linie mit der Lebensweise zu tun. Bei all den alarmierenden Medienberichten vergessen wir leicht, dass die meisten Alten niemals an Alzheimer erkranken. Da man den Feind, den man kennt, besser bekämpfen kann, schauen wir uns zunächst einige Fakten an.

Die Medizin unterscheidet mehrere Formen der Demenz. Alzheimer ist die häufigste. Knapp zwei Drittel aller Dementen – in Deutschland rund eine Million Menschen – sind davon betroffen. Eine weitere halbe Million leidet an anderen Demenzformen – hier die wichtigsten:

MCI

Die Abkürzung steht für *Mild Cognitive Impairment*, zu Deutsch »milder geistiger Leistungsverlust«. Hinter dem Fachbegriff verbirgt sich, was wir salopp als Altersvergesslichkeit bezeichnen. Doch nicht jedes schlechte Gedächtnis ist krank. Ärzte klären mit speziellen Tests ab, ob sich hinter Merkschwierigkeiten tatsächlich MCI verbirgt.

Wer unter MCI leidet, vergisst nicht bloß Namen und Wörter, sondern seine aktuelle Merkfähigkeit leidet. Liest man einem MCI-Patienten eine Geschichte von einem Raubüberfall vor, kann er sich schon nach wenigen Minuten kaum noch an Einzelheiten erinnern. Wenn Sie also nach der Lektüre dieses Kapitels das Buch zuschlagen und fünf Minuten später noch so ungefähr wiedergeben können, was Sie gelesen haben, leiden Sie nicht an MCI – auch wenn Sie sich gerade geärgert haben, dass Ihnen der Name eines Jugendfreundes nicht mehr einfallen will.

Auffällig ist, dass nur das Gedächtnis leidet. Denken, Sprache, Gefühle und soziale Kompetenz sind von dem Abbau nicht betroffen.

Die Hälfte aller MCI-Patienten erkrankt binnen drei bis vier Jahren an Alzheimer. Mindestens zehn Prozent von ihnen entwickeln jedoch nie Alzheimer. Keiner kann bis jetzt genau sagen, warum. Wo ein Verdacht auf MCI besteht, sollte jedenfalls bald ein Facharzt aufgesucht werden. Eine frühzeitig einsetzende Behandlung kann den weiteren Krankheitsverlauf abbremsen oder gar zum Stillstand bringen.

Vaskuläre Demenz

Der Laie spricht hierbei von Verkalkung. Durch Ablagerungen verstopfte Blutgefäße verhindern, dass das

Gehirn genug Sauerstoff erhält. Die Konsequenz sind eine Folge kleiner Black-outs. Teile des Gehirns fallen aus, es kann nicht mehr auf all seine Informationen und Denkfähigkeiten zugreifen.

Die Ursachen sind die gleichen, die auch zu Schlaganfällen und Herzinfarkten führen: zu fettes Essen, Rauchen, zu viel Alkohol, zu wenig Bewegung. Meist haben die vaskulär Dementen bereits seit Jahren dauerhaft erhöhten Blutdruck. Eine gesunde Lebensweise kann dieser Form der Demenz sicher vorbeugen.

Morbus Alzheimer

Die Alzheimer-Krankheit wirkt nicht nur wegen ihrer Häufigkeit so bedrohlich, sondern auch, weil sie so geheimnisvoll ist. Ohne erkennbare äußere Ursache geht nach und nach die gesamte Persönlichkeit verloren, der Betroffene fällt schließlich auf die Stufe eines hilflosen Kindes zurück.

Die Mediziner haben bei Alzheimerpatienten merkwürdige Ablagerungen im Gehirn entdeckt. Schadhafte Eiweiße, sogenanntes Beta-Amyloid, werden nicht mehr abtransportiert und vernichtet, sondern lagern sich als klebrige Plaques an den Nervenzellen ab und stören ihren Signalaustausch.

Doch selbst diese Beobachtung ist nicht sicher. Denn auch im Gehirn von Gesunden haben Pathologen schon diese Plaques entdeckt – und bei so manchem Alzheimerpatienten fehlten sie. Sicher scheint zumindest, dass auf Nervenzellebene der Informationsaustausch gestört ist. Das hirneigene Archiv verweigert die Auskunft – ähnlich einem Computer, dem plötzlich der Zugriff auf seine Festplatte nicht mehr gelingt.

Ein weiterer Schrecken: Alzheimer beginnt schleichend. Erst wenn schon ein Fünftel der Nervenzellen ausgefallen ist, machen sich Gedächtnislücken so stark bemerkbar, dass es Angehörigen und Freunden auffällt, während der Betroffene selbst die Veränderung nicht wahrhaben will.

Vielleicht gibt es in einigen Jahren Medikamente gegen diese Ablagerungen. Ende 2004 gelang es dem Mediziner Robert Brendza und seinen Kollegen von der Washington-Universität in St. Louis, bei Mäusen diese Plaques mithilfe von körpereigenen Abwehrzellen aufzulösen. Anschließend regenerierten sich die geschädigten Nervenzellen wieder.

Die Alzheimer-Krankheit verdankt ihren Namen dem deutschen Nervenarzt Alois Alzheimer (1864 bis 1915). 1896 entdeckte er erstmals Spuren von Plaques im Gehirn. Er bezeichnete sie damals als atheromatöse Gefäßerkrankung im Gehirn. 1901 wurde die Patientin Auguste Deter in die Frankfurter Irrenanstalt eingeliefert, wo er damals arbeitete. Als sie starb, fand er die Plaques auch in ihrem Gehirn. Er setzte seinen Befund mit den vorher bei ihr beobachteten Krankheitssymptomen in Verbindung und veröffentliche seine Erkenntnisse über das neue Krankheitsbild. Ab 1910 wurde die Krankheit nach ihm benannt.

Gedächtnislücken sind kein Alzheimer

Auch die Alzheimer-Krankheit unterscheidet sich grundsätzlich von einem schlechten Namensgedächtnis. Wer an Alzheimer leidet, weiß plötzlich nicht mehr, in welchem Jahr er lebt, wie alt er tatsächlich ist, und erkennt seine Angehörigen nicht wieder – und das nicht, weil er seine Brille gerade nicht findet. In der Anfangsphase tritt die Vergesslichkeit episodisch auf. Zehn Minuten lang weiß der Betroffene nicht, wo er sich befindet, und kurz darauf ist er geistig wieder völlig klar und will nicht glauben, dass er sein Gegenüber gerade eben nicht erkannt hat.

Auch darin liegt ein Unterschied zur Alltagsvergesslichkeit. Der Gesunde macht sich Sorgen und klagt über sein Gedächtnis. Der Alzheimerpatient leugnet seine Ausfallsepisoden.

Zehn Warnzeichen vor Alzheimer

Laut einer Studie der Uniklinik Kiel sind Fehldiagnosen häufig. Von 450 Senioren mit der Diagnose Alzheimer wiesen 15 Prozent der Frauen und 12 Prozent der Männer gar keine Demenz auf, sondern litten an einer Altersdepression. Nicht jeder geistige Funktionsverlust im Alter ist gleich ein Alarmzeichen für Alzheimer.

Eine Forschergruppe unter Leitung von James C. Stevens von der Indiana School of Medicine in Bloomington (USA) hat zehn frühe Warnzeichen ermittelt, mit denen sich 95 Prozent aller Alzheimererkrankungen frühzeitig diagnostizieren lassen:

1. Gedächtnisverlust, der die Arbeitsfähigkeit beeinflusst
2. Schwierigkeiten beim Ausführen vertrauter Aufgaben
3. Sprachprobleme
4. sich verlaufen oder Verwirrungen bezüglich Zeit und Ort
5. schlechtes Urteilsvermögen
6. Probleme mit abstraktem Denken
7. Gegenstände verlegen
8. Änderungen von Laune und Verhalten
9. veränderte Persönlichkeit
10. Verlust von Initiative

Treten *mehrere* dieser Symptome immer wieder auf, ist es Zeit für eine gründliche Untersuchung durch Tests und/oder Gehirnscans mit Computertomograph oder Magnetresonanz-Imaging (MRI). Gedächtnislücken allein, ohne Beeinträchtigung der Persönlichkeit und des Alltags, sind kein Anzeichen für Alzheimer!

15 Faktoren, die den Gehirnabbau beeinflussen

Auch wenn die genauen Ursachen für die Alzheimer Demenz noch im Dunkeln liegen, so kennen die Mediziner inzwischen viele Faktoren, die ihre Entstehung beeinflussen.

Gene

Erbfaktoren begünstigen oder hemmen den Ausbruch der Krankheit. Wenn beide Eltern an Alzheimer erkrankt sind, ist für die Kinder das Risiko, ebenfalls Alzheimer zu bekommen, fünfmal so hoch als bei Personen, wo kein Elternteil Alzheimer hatte.

Aber in beiden Fällen gibt es keinen Automatismus. Das genetisch belastete Kind kann verschont bleiben und das unbelastete als erstes in der Familie Alzheimer bekommen. Genetiker haben schon Besonderheiten auf den Chromosomen 10 und 19 mit der Häufigkeit von Alzheimer in Verbindung gebracht.

Der Neurologieprofessor David Holtzman aus dem amerikanischen St. Louis hat herausgefunden, dass ein bestimmtes Blutprotein namens apoE normalerweise die Plaquebildung im Gehirn verhindert. Dieses Protein kommt jedoch in drei Varianten vor. Personen, die die Variante apoE4 in sich tragen, genießen diesen Proteinschutz nicht. Die meisten Menschen besitzen jedoch die gut schützende Variante apoE3. Ihr persönliches Risiko können Sie mit einem Gentest ermitteln lassen.

Kopfverletzungen

Wer in jungen Jahren eine ernste Kopfverletzung erlitt, hat ein verdoppeltes Risiko, später an Alzheimer zu erkranken. Das ergab eine Studie zweier amerikanischer Institute an Kriegsveteranen. Zog die Verletzung eine 24-stündige Bewusstlosigkeit und einen Gedächtnisverlust nach sich, vervierfachte sich das Risiko sogar. Wie eine solche Verletzung das Alzheimerrisiko beeinflusst, ist noch unklar.

Geistige Regsamkeit

Robert P. Friedland, Neurologe aus Cleveland, konnte nachweisen, dass Tätigkeiten wie Puzzlen, Schach spielen, Kreuzworträtsel lösen und Lesen Alzheimer vorbeugen. In seiner Studie verglich er 193 Alzheimerpatienten mit 358 gesunden Personen. Dabei zeigte sich, dass Menschen im Alter von über 60 zweimal weniger gefährdet sind, wenn sie schon in jungen Jahren intellektuelle Herausforderungen suchten und diese Gewohnheit ihr Leben lang beibehalten haben.

Aus früheren Studien war bereits bekannt, dass ein hoher IQ und gute Bildung das Alzheimerrisiko um 50 Prozent senken. Wer über eine gute Bildung verfügt, ist zudem in der Lage, einer schon ausgebrochenen Erkrankung zu trotzen. Bei Alzheimer gehen zahlreiche Synapsen, die Schaltstellen für die Kommunikation zwischen den Nervenzellen, verloren. Geistige Regsamkeit wirkt einem solchen Abbau entgegen. Außerdem erhöht Bildung die Anpassungsfähigkeit des Gehirns, wodurch es sich bei auftretenden Schäden teilweise wieder selbst reparieren kann.

Soja

Tierversuche legen nahe, dass pflanzliches Östrogen, das in Soja vorkommt, Frauen vor Alzheimer schützen kann. Reine Östrogengaben, etwa als Tablette, haben diesen Effekt nicht.

Vitamin B 12 und Folsäure

Schwedische Forscher fanden bei 59 Prozent der Dementen über 75 Jahre sowohl Alzheimersymptome als auch einen Mangel an Vitamin B12 und Folsäure. Wahrscheinlich beeinflussen beide Substanzen die Nervenbotenstoffe und halten die Menge der Aminosäure Homozystein niedrig, die die Gesundheit der Nervenzellen beeinträchtigt.

Vitamin C und E

Hochdosierte Gaben von Vitamin E verzögern das Fortschreiten von Alzheimer. Das zeigte eine US-Studie von 1997. Vitamin E wiederum braucht die Anwesenheit von Vitamin C, um seine Wirksamkeit zu entfalten.

Äpfel

Forscher der amerikanischen Cornell-Universität fanden Ende 2004 heraus, dass die Substanz Quercetin, die direkt in und unter der Apfelschale vorkommt, die Hirnzellen noch besser als Vitamin C vor Alterungsprozessen schützt. Quercetin gehört zu den Flavonoiden. Das sind sekundäre Pflanzenstoffe, die Zellen vor zerstörerischen freien Radikalen schützen. Dabei erwiesen sich rote Äpfel wirkungsvoller als gelbe und grüne.

Curry

Der in Curry vorkommende gelbe Farbstoff Curcumin blockiert die Bildung der Eiweißklumpen, indem er sich an einzelne Beta-Amyloid-Moleküle anheftet und so die Anlagerung weiterer Moleküle verhindert. Außerdem regt Curcumin den Abbau bereits gebildeter Plaques an. Das zeigten Gregory Cole und seine Kollegen von der Universität von Kalifornien in Los Angeles.

Die benötigte Menge ist angeblich so gering, dass wir sie ohne Weiteres mit der Nahrung aufnehmen können.

Curcumin gehört zu den wenigen Substanzen, die sogar die sogenannte Blut-Hirn-Schranke überwinden können. Mit ihr überwacht der Körper, welche Stoffe aus dem Blutkreislauf in das empfindliche Gehirn gelangen dürfen.

Übergewicht, Bluthochdruck, hoher Cholesterinspiegel und Altersdiabetes

Diese Risikofaktoren begünstigen nicht nur die vaskuläre Demenz, sondern auch Alzheimer, erst recht in ihrer Kombination.

Laut einer schwedischen Studie erhöht jeder zusätzliche Punkt über 25 beim Body-Mass-Index (BMI) das Alzheimerrisiko um mehr als ein Drittel. Offenbar sind Gefäßerkrankungen (wie sie auch durch Übergewicht hervorgerufen werden) am Entstehen von Alzheimer beteiligt, der genaue Mechanismus ist aber noch unbekannt. Die Insulinresistenz der Nervenzellen bei der Zuckerkrankheit scheint ein weiterer wichtiger Auslöser für Alzheimer zu sein. Patienten, die über Jahre hinweg blutdrucksenkende Mittel eingenommen haben, verringern wiederum auch ihr Alzheimerrisiko, wie eine belgische Studie an 3000 Patienten nachwies.

So bestimmen Sie Ihren Body-Mass-Index (BMI):

$$\text{BMI} = \frac{\text{Körpergewicht (in kg)}}{\text{Quadrat der Körpergröße (in Metern)}}$$

Bei einem Gewicht von 70 Kilogramm und einer Größe von 1,75 Metern beträgt der BMI beispielsweise 22,857, bei einem Gewicht von 50 Kilogramm und einer Größe von 1,63 Metern 18,819. Ein BMI über 25 gilt als Übergewicht, ein BMI über 30 als Fettleibigkeit; bei einem Wert unter 18 droht Magersucht.

Zu wenig Sexualhormone

Verringert sich die Testosteronkonzentration im Blut, so erhöht sich beim Mann die Menge des bereits erwähnten Beta-Amyloids, das für die Plaquebildung an den Nervenzellen verantwortlich gemacht wird. Trägt er die nichtschützende Blutprotein-Variante apoE4 in sich, erhöht sich damit auch das Alzheimerrisiko.

Kopfumfang

So merkwürdig es klingen mag: Menschen mit großen Köpfen haben seltener Alzheimer als solche mit kleinen. Der Grund: Die Demenz tritt auf, wenn die Menge funktionierender Nervenzellen unter eine kritische Schwelle sinkt. Und diese Schwelle erreicht ein kleiner Kopf nun mal schneller als ein großer.

Bewegung

Spaziergänge halten Körper und Geist fit. Robert Abbott und seine Kollegen von der Virginia-Universität hatten über 2200 Männer zwischen 71 und 93 Jahren beobachtet. Bei Männern, die weniger als 400 Meter pro Tag zu Fuß gingen, war eine Erkrankung etwa doppelt so wahrscheinlich wie bei Männern, die täglich mehr als drei Kilometer zurücklegten. Eine ähnliche

Studie der Harvard-Universität in Boston konnte den gleichen Zusammenhang bei 18000 Frauen zwischen 70 und 81 Jahren nachweisen.

Omega-3-Fettsäuren

Diese gesunden Bestandteile von Meeresfisch verlangsamen die Nervenzerstörung im Gehirn durch freie Radikale. Sie können zwar den Ausbruch der Krankheit nicht verhindern, bieten aber einen gewissen Schutz vor ihren Symptomen. Einmal Fisch pro Woche genügt bereits für diesen schützenden Effekt, ergab eine Studie der Universität Bordeaux.

Depression und Stress

Ein sonniges Gemüt schützt vor Alzheimer, während eine Depression das Risiko erhöht, daran zu erkranken. Forscher erfassten mit einem Test den Gemütszustand von 75-Jährigen und beobachteten sie anschließend über fünf Jahre. Personen mit einem Hang zu psychischen Problemen entwickelten doppelt so oft Alzheimer wie die übrigen. Frühere Studien hatten zudem einen Zusammenhang zwischen chronischem Stress und Lern- und Gedächtnisproblemen ergeben.

Entzündungen

Gewöhnliche Schmerzmittel wie Aspirin, Naproxen oder Ibuprofen können das individuelle Alzheimer-Risiko bis zu 80 Prozent senken. Dabei kommt es nicht auf die Dosis an, sondern darauf, ob das Medikament regelmäßig mindestens zwei Jahre lang eingenommen wurde.

Das Entscheidende an diesen Mitteln ist ihre entzündungshemmende Wirkung. Nur Mittel, die wie Aspirin in die Gruppe der sogenannten nichtsteroidalen entzündungshemmenden Arzneimittel gehören, besitzen diese vorbeugende Wirkung.

So halten Sie Ihre kleinen grauen Zellen auf Trab

Diese kleine Übersicht zeigt schon das Wesentliche: Wir haben Einfluss auf unser persönliches Alzheimerrisiko. Eine gesunde Lebensweise, verbunden mit einem sonnigen Gemüt und geistiger Regsamkeit, hält Ordnung im Oberstübchen.

Wer also bis ins hohe Alter geistig wach bleiben möchte, sollte sein Gehirn durch Denksportaufgaben trainieren, Hobbys pflegen, sich um gute Laune bemühen und auf Reisen neue Eindrücke sammeln. Dadurch bildet das Gehirn neue Nervenkontaktstellen, die sogenannten Synapsen – eine Fähigkeit, die es ein Leben lang beibehält. Selbst wer trotzdem (genetisch bedingt) an Alzheimer erkrankt, hat dann eine bessere Ausgangsposition, weil mehr Synapsen vorhanden sind.

Für eine Studie von Medizinern der Universität Chicago gaben Nonnen, Priester und Mönche die Erlaubnis, nach ihrem Tod ihr Gehirn zu sezieren. Die Forscher David Bennett und seine Kollegen fanden in vielen Gehirnen die schon erwähnten Plaques, also Anzeichen für fortgeschrittenen Alzheimer. Dennoch hatten die Betroffenen bis zuletzt nur geringe Einbußen an Gedächtnis und Intelligenz erlitten, weil diese hoch gebildeten Personen bis zuletzt ein intellektuell anregendes Leben führten.

Die 6 Pfeiler der geistigen Vitalität

Was heißt das aber im Einzelnen – ein intellektuell anregendes Leben führen? Geistige Regsamkeit ruht auf sechs Pfeilern, die ich Ihnen in diesem Buch nacheinander vorstellen werde:

1. *Ja zum Leben:* sich nicht aufgeben, sondern die Hürden des Daseins als Herausforderung annehmen und bewältigen;
2. *Lernbegier:* Neugier und Experimentierfreude ein Leben lang; kein nostalgisches Vergraben in einer angeblich goldenen Vergangenheit;
3. *Geübtes Gedächtnis:* neue Informationen suchen, speichern und mit Erinnerungen verknüpfen; Freude an geistiger Anstrengung;
4. *Humor und Gelassenheit:* jugendliche Ausgelassenheit und Späße mit der Abgeklärtheit und Weisheit des Alters verbinden; Fähigkeit und Lust, die schönen Dinge des Lebens zu genießen; sich nie vom Kummer überwältigen lassen;
5. *Kontakte und Gespräche:* Freundschaften pflegen und neue Kontakte suchen; sich nicht in der Einsamkeit vergraben, sondern hinausgehen und sich für Menschen interessieren;

6. *Sinnsuche:* sich niemals als fertig und nie das Leben als abgeschlossen betrachten; wer meint, er habe schon alles gesehen und es gäbe nichts Wissenswertes mehr zu erfahren, ist innerlich tot, auch wenn das Herz noch arbeitet.

Der Wille zur Vitalität

»Jung sterben, und das so spät wie möglich!«

So formulierten es die alten Griechen und ihr Spruch ist aktueller denn je. Auch in der Antike gab es bereits Hundertjährige. Der Philosoph Demokrit, der als Erster meinte, die Welt bestünde aus Atomen, soll dieses biblische Alter erreicht haben. Er trug den Beinamen »der lachende Philosoph«. Damit ist klar, was ihm sein langes Leben beschert haben dürfte: die Neugier und Aufgeschlossenheit eines Forschers in Verbindung mit guter Laune. Dagegen war Heraklit – von ihm stammt der Spruch »Alles fließt« – als Menschenfeind verschrien und wurde als der »weinende Philosoph« bezeichnet. Er wurde nur 60.

Damals machte man sich wenig Gedanken, was Menschen ein langes Leben beschert, da die meisten ohnehin frühzeitig an Krankheiten, Unfällen oder in Kriegen starben. Der römische Autor Plinius berichtete, dass Kaiser Augustus persönlich den hundertjährigen Greis Pollio Romilius besuchte, um von ihm das Geheimnis seines langen Lebens zu erfragen. Seine Antwort: Wein mit Honig für das Innere und Einölen des Körpers für das Äußere.

Das Erfolgsrezept der Hundertjährigen

Wissen wir heute wirklich mehr? Gefragt, was das Leben verlängert, sind wir schnell mit den üblichen Verdächtigen bei der Hand: erstens Gene, zweitens asketische Lebensweise – also wenig Fett und Alkohol, nicht rauchen, viel Bewegung –, drittens medizinische Vorsorge.

Diese Faktoren spielen eine Rolle, wenn es um den Anstieg der durchschnittlichen Lebenserwartung geht. Doch warum einige wenige ohne fortgeschrittenen Alzheimer älter als hundert werden, gibt uns immer noch Rätsel auf. Denn sie haben sich bis ins hohe Alter so manche kleine Sünde erlaubt.

Der Weltrekord liegt bei 122

Die Französin Jeanne Calment starb 1997 im Alter von 122 Jahren und führt damit die Hitliste der Langlebigen an. Sie gewöhnte sich erst mit 118 Jahren das Rauchen ab. Mit 80 erlernte sie das Fechten, mit 100 fuhr sie noch Fahrrad, bis zum 110. Jahr versorgte sie sich selbst. Erst dann ging sie in ein Heim. Am Ende ihres Lebens war sie blind und fast taub. Sie fuhr im Rollstuhl, blieb aber bis zuletzt temperamentvoll, beherzt und geistig wach. Sie sagte: »Das Leben ist ein Fluss. Wer mit ihm hadert und in ständiger Unzufriedenheit mit sich und seiner Umwelt lebt, wird vermutlich nicht besonders alt werden.«

Jeanne Calment war kein Sonderfall. Die allermeisten Hundertjährigen sind glücklich und optimistisch – auch wenn ihre körperlichen Kräfte nachlassen. Das ergab eine Studie unter Leitung des Heidelberger Psychologen Christoph Rott. Er und seine Kollegen hatten 91 Personen auf ihrem letzten Lebensabschnitt begleitet und befanden, dass die Hundertjährigen mindestens ebenso zufrieden waren wie die Fünfzigjährigen. Als entscheidende Faktoren ermittelten sie: Kontakte, Teilnahme am Geschehen ringsumher sowie der Wille, einen Sinn am eigenen Dasein zu finden. Bei einer gesunden Portion Optimismus haben körperliche Beeinträchtigungen vergleichsweise wenig Einfluss auf das Glücksgefühl der Superalten.

Die seelischen Faktoren der Mittelmeerdiät

Die Insel Kreta verfügt über die weltweit höchste Dichte hochbetagter Menschen. An Sonne, Sand und Meer allein kann es nicht liegen, die gibt es auch anderswo. Selbst das gesunde Olivenöl reicht zur Erklärung nicht aus, denn das wird auch in Frankreich, Spanien, Italien und anderen Teilen Griechenlands verzehrt. Die Ursache liegt vielmehr in der Kombination der »Mittelmeerdiät« mit seelischen Faktoren wie

- ein langsameres Lebenstempo, auch beim Essen und Rauchen;
- ein ausgewogener Wechsel von Anstrengung und Entspannung (Stichwort »Siesta«);
- der regelmäßige Wechsel von Genuss und Verzicht;
- mehr soziale Kontakte, weniger Vereinzelung und Einsamkeit;
- starke heimatliche Bindungen;
- viele Stunden an der frischen Luft.

Der britische Fotograf Andrew Jackson hat Anfang der Neunziger eine mehrjährige Reise zu den Ältesten der Welt unternommen und die Biografien dieser Weltmeister im Älterwerden in Bild und Wort dokumentiert. Er fand immer wieder ähnliche Lebensgeschichten. Rüstige Methusalems zeichnen sich alle durch eine ähnliche Lebenseinstellung aus:

Hundertjährige sind körperlich und geistig aktiv
Sie kamen nie auf die Idee, ihre Angelegenheiten von Jüngeren besorgen zu lassen und sich aufs bequeme Altenteil zurückzuziehen.

Hundertjährige sind keine genussfeindlichen Asketen
Jedoch haben sie den Spruch »mäßig, aber regelmäßig« verinnerlicht. Sie müssen nicht über die Stränge schlagen, um sich des Lebens zu erfreuen. Das bedeutet nicht, dass sie sämtliche Risikofaktoren vermeiden. Sie leisten sich aber meist nicht mehr als ein, zwei Sünden und frönen dem auch nicht bis zum Extrem. Ein Glas Wein oder Bier am Tag ist sogar gesundheitsförderlich.

Hundertjährige sind kontaktfreudig
Die 103-jährige Hedwig Joachimski beispielsweise erklärte, eine intakte Familie sei das Wichtigste. Rüstige Hundertjährige sind in der Mehrzahl kontaktfreudig und lebten die meiste Zeit in stabilen sozialen Umfeldern. Alterseinsamkeit ist dagegen ein Lebensrisiko. Es lohnt daher, rechtzeitig ein Netzwerk an Kontakten zu Gleichaltrigen und Jüngeren aufzubauen und Zeit in Kontakte um ihrer selbst willen zu investieren.

Hundertjährige sagen Ja zum Leben
Das Wichtigste ist eine positive Lebenseinstellung. Für sie ist das Leben kein Jammertal, sondern ein wunderbares Abenteuer. Sie stellen nie in Zweifel, dass es sich lohnt zu leben und die Jahre voll auszukosten. Ihr Grundgefühl, bezogen auf die Zukunft, heißt Hoffnung.

Warum der Bundespräsident jedes Jahr länger arbeiten muss

Die Voraussetzungen, gesund hundert zu werden, sind günstig. Die Lebenserwartung steigt nicht, weil das maximale Lebensalter weiter anwachsen würde (das lag auch in der Antike schon bei rund 120 Jahren), sondern weil immer mehr Menschen die maximal mögliche Zahl ihrer Jahre erleben.

1970 gratulierte der Bundespräsident 385 Personen zu ihrem hundertsten oder noch höheren Geburtstag. 1980 waren es bereits 1090 und 1990 3014 Personen (nur alte Bundesländer). Inzwischen gibt es in Deutschland mehr als 6000 Hundertjährige, ihre Zahl verdoppelt sich alle zehn Jahre. Experten schätzen, dass 2050 der Amtsinhaber knapp einem Prozent aller Deutschen gratulieren müsste.

Stellen Sie sich vor, wie Sie einst im Kreise von bewundernden Angehörigen vor einer Torte mit hundert brennenden Kerzen stehen werden und alle dadurch verblüffen, dass Sie die Lichter allein ausblasen (wenn auch vielleicht nicht in einem Atemzug). Wenn Sie dieses Bild fest in Ihrem Inneren verankern und sich voller Überzeugung sagen »Ja, das will ich«, haben Sie gute Chancen, diese Vision auch zu verwirklichen. Ihre Lebensspanne hängt nicht unwesentlich davon ab, welchen Zeithorizont Sie für Ihr Leben einplanen.

Wie viele Lebensjahre billigen Sie sich zu?

Die meisten Menschen sind in dieser Hinsicht von einer geradezu übertriebenen Bescheidenheit:

- »Wenn ich nur überhaupt ein paar unbeschwerte Rentenjahre erlebe …«
- »Bei den unsicheren Renten und da sowieso keiner die Alten haben will, will ich gar nicht so alt werden.«
- »Ich will später niemandem zur Last fallen.«
- »Lieber heute richtig genießen, das Morgen ist mir egal.«

Wer für sich von vornherein nur eine kürzere Zeitspanne einplant, wird wahrscheinlich weniger Jahre leben als die Nachbarin, die zäh an ihrem Leben festhält. Die innere Einstellung zur eigenen Lebensspanne wirkt wie eine sich selbst erfüllende Prophezeiung.

Jenseits der 85 wird alles besser

Aber beeinträchtigt das Alter – und die mit ihm einhergehende Gebrechlichkeit – nicht tatsächlich die Lebensqualität? Zwischen dem 70. und dem 85. Geburtstag trifft der Einwand zu. In dieser Zeit nehmen statistisch Krebs, Hinfälligkeit und Sterblichkeit enorm zu. Doch wenn Sie diese riskanten Jahre überleben, geht es plötzlich wieder aufwärts.

Jenseits der 85 sinkt die Rate der Krebstoten wieder. Tumore, Asthma und zahlreiche andere Krankheiten entwickeln sich weniger dramatisch. Bei Hundertjährigen ist der Anteil Pflegebedürftiger sogar geringer als bei 80-Jährigen. Ab dem Alter von 92 verlangsamt sich die Sterblichkeitsrate.

Zwischen 1950 und 1990 wuchs die Zahl der Hundertjährigen schneller (um den Faktor 22) als die Zahl der 90- bis 99-Jährigen (sie wuchs nur um den Faktor 7,9). Ab 95 fühlt man sich 16 Jahre jünger, vom Aussehen her schätzen Beobachter die Superalten im Schnitt auf 14 Jahre weniger.

Diese erstaunliche Umkehrung ist leicht zu erklären: Altersgenossen mit ungünstiger Lebensweise und Lebenseinstellung sind da bereits gestorben. Nur die Rüstigen und Lebensfrohen sind übrig geblieben – und die haut so leicht nichts mehr um.

Der Glaube an ein langes Leben ist also mehr als bloße Einbildung. Wer sich auf eine lange Lebensspanne einrichtet und sein Leben danach ausrichtet, hat den ersten Schritt Richtung Methusalem schon gemeistert.

Müsste dann nicht jeder über 90 werden? Wer wünscht sich nicht, so alt wie möglich zu werden! Leider ist es nicht so einfach – sonst wäre dieses Kapitel mit »Der Wille, alt zu werden« überschrieben und nicht mit »Der Wille zur Vitalität«. Der Wille zum hohen Alter kann durchaus zerstörerisch wirken, wenn er sich in eine der drei folgenden Fallen verirrt.

Falle 1: Jugendwahn statt Jugendwille

Der verständliche Wunsch, seine jugendliche Kraft zu bewahren, wird zur bösen Falle, wenn er mit einer Verleugnung des Alters einhergeht.

Die norwegische Krimiautorin May B. Lund beschreibt in ihrem Roman »Fingerübungen« eine ihrer Figuren so: »Dreißig zu werden hatte sie witzig gefunden … Vierzig zu werden ging ja auch noch. Aber fünfzig! Fünfzig war einfach grauenhaft. Fünfzig bedeutete: alt. Egal, was in Panik geratene Fünfziger in den Illustrierten behaupteten. Fünfzig bedeutete fliegende Hitze und Hormonpflaster und Altersflecken. Fünfzig bedeutete: Omaalter.«

May B. Lund erlöste die Frau von ihrer Altersphobie. Acht Seiten später fiel sie ihrer Mörderin zum Opfer.

Nun, so ungesund wie im Krimi ist Jugendwahn nun auch wieder nicht. Aber wer mit 30, 40 oder 50 immer noch so tut, als sei er 20, wird irgendwann ernsthafte Probleme mit seinem Selbstverständnis bekommen. Wenn Teenager in einer Disko fragen »Was will der Grufti denn hier?« kann der/die Mittvierziger(in) leicht mit einem Schulterzucken darüber hinweggehen. Wenn jedoch 40-Jährige die gleiche Bemerkung über anwesende 45-Jährige machen, stimmt etwas nicht.

Da die Zahl der Kinder zurückgeht, ist Jugend ein begehrtes Gut geworden. Je weniger Jugendliche es gibt, desto extremere Formen nimmt der Jugendkult an. Junge Menschen dominieren nicht nur Mode, Musik und Fernsehunterhaltung, sondern auch den Arbeitsmarkt und die Konsumgewohnheiten:

15-jährige Models führen die Kleider vor, die 50-Jährige anziehen – obwohl nur wenige Teile beiden Generationen gleich gut stehen dürften.

Bücher, die für Kinder und Jugendliche geschrieben wurden, werden vermehrt von Erwachsenen gelesen – denken Sie nur an »Die unendliche Geschichte«, »Sofies Welt« oder die »Harry Potter«-Bände.

Trotz sinkender Geburtenzahlen leiden die Firmen, die Kindernahrung produzieren, keine Not. Das Geheimnis: Gebissträger kaufen keine spezielle Seniorennahrung mehr, sondern greifen zu Babybrei. Statt aber zu ihrem Bedürfnis zu stehen, erklären sie stolz: »Alles für meine Enkel!«

Die Weigerung, das eigene, wahre Alter zu verraten, hat in den letzten Jahren epidemische Ausmaße angenommen. Mehrere meiner Kolleg(inn)en, die kürzlich ihren 60. Geburtstag begingen, ließen die Feier ausfallen, damit niemand erfährt, wie alt sie schon geworden sind. Meine Großeltern begingen das Jubiläum noch voller Stolz mit einer großen Feier.

Sicher alles harmlose Spleens, die niemandem Schaden zufügen – außer den Betroffenen selbst. Denn mit den Jahren fallen Schein und Sein immer weiter auseinander. Der Versuch, eine falsche Fassade aufrechtzuerhalten, erzeugt einen inneren Stress. Und Stress verkürzt das Leben.

Zudem ist der Kampf nicht zu gewinnen. Selbst wenn ein 50-Jähriger es schafft, für 40 durchzugehen – jeder 35-Jährige, der sich so gibt, wie er wirklich ist, wird ihn in puncto Jugend aus dem Felde schlagen. Am Ende all der Mühen steht also die sichere Niederlage. Viel klüger ist es, selbstbewusst zu verkünden: »Ich bin 50 – seht her, wie gut ich drauf bin.«

Falle 2: Medizin statt Fitness

Es gab einmal eine Zeit, da ging nur zum Arzt, wer krank war. Inzwischen hat die Pharmaindustrie die Gesunden als Markt für sich entdeckt. Sie verkauft Medikamente als Lifestyleprodukte und erzielt damit Rekordumsätze. Denn viele hören die Botschaft gern. Statt im Fitnessstudio und Stadtpark zu schwitzen, lassen sie sich lieber Jugendhormone spritzen.

Seit eine große amerikanische Studie über Hormontherapien bei Frauen in den Wechseljahren abgebrochen werden musste, weil sich die Krebsraten bei den Teilnehmerinnen dramatisch erhöhten, ist es stiller geworden um die medizinische Anti-Aging-Euphorie. Denn die Medaille hat zwei Seiten:

1. Einerseits produziert der Körper mit den Jahren weniger Wachstums- und Geschlechtshormone. Werden sie künstlich zugeführt – durch Pflaster,

Pille, Gel oder Spritze –, gewinnen Körper und Geist einen Teil ihres jugendlichen Elans zurück.

2. Andererseits ist der Abbau der natürlichen Hormonproduktion genetisch vorgesehen. Wer dem entgegenhandelt, muss mit Nebenwirkungen rechnen, zum Beispiel einem erhöhten Krebsrisiko.

In Einzelfällen – bei krankhaften Beschwerden – kann der Hormonersatz für eine gewisse Zeit sinnvoll sein. Wenn sich aber müde Gesunde damit aufputschen lassen, delegieren sie die Sorge um ihr Wohlbefinden an die Pharmaindustrie.

Diese passive Haltung, die auf ein Wunder der Wissenschaft hofft, wirkt aber lebensverkürzend. Sie steht im Gegensatz zur aktiven, positiven Einstellung der rüstigen Hundertjährigen zu den eigenen Fähigkeiten. Es fällt auf, dass die Methusalems all die Jahre weitgehend ohne medizinische Hilfe ausgekommen sind. In einer Studie führten immerhin 16 Prozent von ihnen ihr hohes Alter darauf zurück, dass sie nie einen Arzt aufgesucht haben.

Falle 3: Selbstdiskriminierung statt Selbstbewusstsein

Nach übereinstimmender Erkenntnis von Psychologen, Ärzten und Sozialforschern bleiben wir bis zum Alter von 70 oder 80 Jahren beinahe uneingeschränkt lern- und leistungsfähig – nur Krankheiten können unsere Kräfte begrenzen. Dennoch gelten Ältere weithin als tüttelig, vergesslich, schwächlich, langsam, jammernd, unselbstständig, neuerungsfeindlich und starrköpfig. Leider denken nicht nur Jüngere so. Viele Ältere verinnerlichen dieses negative Bild und glauben, den Anforderungen nicht mehr gewachsen zu sein. Und so äußern sie dann Sätze wie:

- »Für den Urlaub Griechisch lernen? Das macht mein Gedächtnis nicht mehr mit.«
- »Jetzt hätte ich endlich Zeit, Klavier spielen zu lernen, aber nun bin ich zu alt.«
- »In meinem Alter noch mit Sport anfangen, das kann ich meinem Herz und meinen Knien nicht mehr zumuten.«

Und so verzichten sie mit den Jahren darauf, ihrem Geist und ihren Muskeln neue Anstrengungen zuzumuten, mit der Folge, dass Körper und Geist tatsächlich weniger leisten als früher – aber nicht wegen des Alters, sondern weil sie seit Langem nicht mehr beansprucht werden. Denn Lernfähigkeit und Gedächtnis verhalten sich wie die Muskulatur: Sie bauen ab, wenn sie nichts zu tun haben. Immer wieder berichten die Medien von Couch-Potatos, die sich mit 60 oder 70 aus dem bequemen Sessel erhoben, mit Joggen anfingen, innerhalb eines Jahres zwanzig Kilo an Gewicht verloren, sichtlich jünger aussahen und nach einem Jahr Marathon liefen. Ähnliche Wunder sind auch auf geistigem Gebiet möglich. Theodor Fontane, Frank McCourt und Ingrid Noll waren bereits nahe am Rentenalter, ehe sie ihre erfolgreichen Schriftstellerkarrieren starteten.

Jungbrunnen Zuversicht

Wer seinem Alter optimistisch entgegensieht, lebt im Schnitt sieben Jahre länger. Das ergab eine Untersuchung an der renommierten amerikanischen Yale-Universität. Becca Leny und ihre Kollegen hatten 660 Menschen nach ihren Ansichten gefragt und außerdem körperliche Risikofaktoren wie hohen Blutdruck, Übergewicht und Stresspegel erfasst. Das erstaunliche Resultat lautete: Negative Gedanken über den Lebensabend verkürzten die Lebenserwartung stärker als die Cholesterinwerte. Offenbar wirkt sich die geistige Haltung nicht nur auf Kreativität und Gedächtnis aus, sondern auch auf das Auftreten körperlicher Gebrechen.

Forscher der Universität von Texas untermauerten dieses Ergebnis. Sie beobachteten 1 500 Personen über 65 mehrere Jahre lang. Nach jeweils zwei, fünf und sieben Jahren maßen sie die Rüstigkeit der Senioren – unter anderem das Körpergewicht, die Gehgeschwindigkeit, die Muskelstärke der Finger und die allgemeine Vitalität. Wer eine positive Einstellung zu seinen kommenden Lebensjahren besaß, war bei den Messungen in deutlich besserer körperlicher Verfassung. Die Ursache ist leicht zu erraten. Wer hoffnungsfroh denkt, traut sich mehr zu und fordert sich mehr.

Der Wille zu Vitalität ist nicht angeboren, sondern eine Sache der Übung. Wenn Sie von diesem Kraftquell profitieren wollen, brauchen Sie nur folgende Gewohnheiten in Ihren Alltag einzubauen:

Positive Selbstgespräche

Welche Gedanken begleiten Ihre täglichen Verrichtungen? Sagen Sie sich öfter Sätze wie die folgenden?

- »Das schaffe ich nie!«
- »Mein Gott, noch vier Stunden bis Feierabend!«
- »Wie packen die andern das bloß?«
- »Wenn ich an nächste Woche denke, wird mir ganz mulmig.«

Ein negativer innerer Monolog drückt die Stimmung und raubt uns den Elan. Doch jede Medaille hat bekanntlich zwei Seiten. Wenn Sie sich bei derartigen Gedanken ertappen, wenden Sie sie ins Positive, also etwa so:

- »Mit einiger Anstrengung kann ich es schaffen!«
- »Na also, schon vier Stunden geschafft!«
- »Wenn die andern es schaffen, schaffe ich es auch.«
- »Nächste Woche, da werde ich zeigen, was in mir steckt.«

Ihren Kollegen würden Sie es nicht erlauben, an Ihren Fähigkeiten zu zweifeln. Warum sollten Sie selber sich schlechter behandeln, als es Ihre Mitmenschen tun würden? Es genügt zunächst, dass Sie sich der positiven Seite der Dinge bewusst werden, ohne die Welt gleich rosarot zu malen. Nach einigen Wochen beginnt sich Ihre Einstellung merklich zu wandeln. Sie trauen sich mehr zu als früher.

Machen Sie Pläne bis zum Alter von 100 und mehr Jahren

Teenager sind meist voller Pläne, von denen sie nur die wenigsten realisieren werden. Doch die Luftschlösser, die sie bauen, wecken ihren Tatendrang und machen einen Großteil ihrer jugendlichen Vitalität aus. Ältere Menschen hegen noch einige Träume, die sie nach der Pensionierung verwirklichen wollen: zum Beispiel eine Reise oder ein Hobby, zu dem bisher die Zeit fehlte. Damit sind sie im ersten Jahr nach Renteneintritt beschäftigt. Und dann?

Oft bauen Ältere geistig ab, wenn sie keine Ziele mehr haben. Körperliche Beschwerden dienen dann nur als Ausrede, um die zunehmende Untätigkeit zu rechtfertigen. Malen Sie sich eine lange Zukunft aus – und Sie werden eine Zukunft haben! Es kommt nicht darauf an, dass Sie alle Pläne realisieren. Hauptsache, Sie haben welche und unternehmen Schritte zu deren Verwirklichung. Niemand hindert Sie, unterwegs Ihre Vorhaben gegebenenfalls zu ändern und der Realität anzupassen.

Halten Sie sich alle Optionen offen

Eines der bekanntesten deutschen Sprichwörter lautet: »Was Hänschen nicht lernt, lernt Hans nimmermehr.«

Ab damit in die Mottenkiste! Sie können mit 40 zwar kein Eisschnelllaufweltmeister mehr werden, aber Sie können durchaus noch Schlittschuh laufen lernen, wenn Sie als Kind nie Gelegenheit dazu hatten.

Die Denkweise, die hinter obigem Sprichwort steht,

ist tiefer in uns verankert, als es auf den ersten Blick scheint. Sie steckt in Äußerungen wie:

- »Auf den Kilimandscharo steigen? Warum nicht? Wenn ich als Student das Geld gehabt hätte, nach Tansania zu fahren – aber heute? Mit fünfzig?«
- »Eine Weltreise? In diesem Leben nicht mehr.«
- »Ja, wenn ich früher die Möglichkeit gehabt hätte, einen Bauernhof zu kaufen …«
- »Inlineskaten? Das ist was für junge Leute.«

Es kommt nicht darauf an, all diese Dinge tatsächlich zu unternehmen. Nur verfallen Sie nicht in die Gewohnheit, sich Jahr für Jahr von immer mehr denkbaren Vorhaben prinzipiell zu verabschieden. Vorsicht, wenn Sie anfangen zu glauben, der Rest Ihres Lebens liege klar ausgebreitet vor Ihnen und es könne keine großen Überraschungen mehr geben! Die Wende 1989 hat so manchen deutschen Lebenslauf gründlich umgekrempelt. Auch eine neue Liebe oder eine unerwartete berufliche Chance hat selbst Pensionäre wieder aktiv werden lassen.

Verklären Sie Ihre Erinnerungen

Wie zufrieden sind Sie mit Ihrem bisherigen Lebenslauf? Liefen die Dinge optimal oder würden Sie vieles lieber noch einmal anders machen? Psychologen haben herausgefunden, dass die meisten von uns ihre Vergangenheit nicht objektiv, sondern in rosigem Licht sehen. Mit Recht! Denn so sehr Sie in einer früheren Krise gelitten haben mögen, Sie haben sie überstanden und sind zu neuen Ufern aufgebrochen. Sie haben Lehren daraus gezogen, die Ihnen in den späteren Jahren nützlich waren.

Wie Sie Ihre Vergangenheit beurteilen, hat Auswirkungen auf Ihre Zukunft. Je positiver Ihre Rückschau ausfällt, desto mehr trauen Sie sich zu. Hauptsache, Sie igeln sich nicht in Ihren Erinnerungen ein. Falls Sie sich schon mal bei dem Satz »Früher war alles besser« ertappt haben sollten – so dachte schon der altgriechische Dichter Hesiod, der 700 vor Christus lebte. Er glaubte, dass es einst ein glückliches goldenes Zeitalter gegeben habe, er selbst aber den Verfall eines eisernen Zeitalters erlebe. 2000 Jahre später galt Hesiods Zeit als goldenes Zeitalter, auf dessen Renaissance (zu Deutsch »Wiedergeburt«) die Maler und Dichter des 15. Jahrhunderts hofften. Wie würde Hesiod wohl sein Zeitalter beurteilen, wenn er heute leben würde?

Fliehen Sie die Bequemlichkeitsfalle

Der technische Fortschritt dient dazu, uns das Leben angenehmer und bequemer zu gestalten. Wir fahren Auto, statt zu laufen, kaufen Fertigprodukte, statt die Nahrung selbst zu jagen und mühsam zuzubereiten. Das Telefon erspart uns die Mühe, unsere Gesprächspartner wegen jeder Kleinigkeit persönlich aufsuchen zu müssen.

Biologisch sind wir auf ein bequemes Leben aber nicht vorbereitet. Wir zahlen den Preis in Form von Infarkten, Diabetes, Schlaganfall, Krebs und Alzheimer – alles Krankheiten, die bei Wildtieren und Naturvölkern selten sind, aber bei Mensch und Haustier in den Industriestaaten das Gros der medizinischen Kosten verursachen.

Wer fit bleiben will, baut kleine Hürden in seinen Alltag ein, die ihn mobil halten. Ärzte fordern uns auf, öfter die Treppe zu nehmen, statt den Fahrstuhl oder kleinere Wege zu Fuß zu erledigen statt mit dem Auto. Doch mindestens ebenso wichtig ist es, seinem Geist ab und zu kleinere Anstrengungen zuzumuten. Zum Beispiel:

- im Kopf rechnen statt gleich zum Taschenrechner zu greifen;
- Telefonnummern und Termine zwar aufschreiben, aber versuchen, ohne diese Notizen auszukommen;
- Kreuzworträtsel lösen;
- Schach spielen;
- Quizaufgaben lösen;
- sich am Computer mit Strategie- statt Ballerspielen beschäftigen;
- mehr lesen, weniger fernsehen;
- einst erlernte Fertigkeiten wie Gitarre spielen oder Fremdsprachenkenntnisse wiederbeleben;
- jede Gelegenheit, etwas Neues zu lernen, wahrnehmen.

Zwischen Neugier und Abgeklärtheit

Haben Sie schon mal Ihren Schlüssel verlegt, wichtige Termine vergessen oder es versäumt, auf der Toilette die Spülung zu betätigen? Und dann gedacht: »Was ist nur mit meinem Gedächtnis los? Werde ich alt?«

Falls Sie diese Befürchtungen kennen: Sie sind nicht der einzige Leser, der aus diesem Grund dieses Buch liest. Den anderen geht es genauso.

Den Beweis können Sie sich leicht verschaffen. Verblüffen Sie – nachdem Sie dieses Buch gelesen haben – bei der nächsten Geburtstagsparty, zu der Sie eingeladen werden, die Gäste bei einer Spielerunde mit Ihren neu erworbenen Gedächtniskünsten, zum Beispiel mit dem Klassiker, sich zwanzig Begriffe nach einmaligem Zuruf zu merken und in beliebiger Reihenfolge zu wiederholen. Anschließend werden einige Leute auf Sie zukommen und Sie um Rat gegen ihre Gedächtnislücken bitten. Auch Personen unter 30.

Jugend schützt nicht vor Vergesslichkeit

Erinnern Sie sich an Ihre Schulzeit. Wie schwer fiel es Ihnen, Vokabeln und Gedichte zu behalten! Wie oft bangten Sie um Ihre Zensuren, weil große Teile des Schulstoffs einfach nicht in Ihrem Gedächtnis haften bleiben wollten!

Damals wären Sie aber nicht auf die Idee gekommen, die Verantwortung dafür einem altersschwachen Gedächtnis zuzuschreiben. Sie schoben die Schuld vielmehr auf die Umstände: die große Stofffülle, die schlechten Lehrer, den Zeitmangel oder auf die vielen spannenderen Dinge, die einen Teenager nun mal vom Lernen abhalten.

Dreißig Jahre später fällt es noch immer schwer, sich viele Dinge zu merken und komplizierte Sachverhalte beim ersten Anhören zu verstehen. Nun sollen aber nicht mehr die Umstände, sondern das alternde Gehirn an den Problemen schuld sein. Aber auch Jugendliche verbummeln Schlüssel, vergessen Namen und verschwitzen Termine. Die Gründe dafür sind Ablenkungen und mangelnde Aufmerksamkeit. Das ist beim Rentner nicht anders. Doch hier sagen wir: »Das Gedächtnis spielt nicht mehr mit.« Obwohl die Wissenschaft keine Belege für einen generellen Verlust an Merkfähigkeit finden konnte – mit Ausnahme der kleinen Minderheit (fünf Prozent), die bereits mit 65 an einer Demenz erkrankt.

Ob Sprachen lernen oder körperliche Geschicklichkeit: Bis zum Alter von 70 Jahren verringern sich Lern-

und Merkfähigkeit kaum! Erst jenseits der 70 verlangsamt sich die Hirnleistung, bleibt aber bei Gesunden weiterhin intakt.

Umbau statt Abbau

Im Laufe des Lebens ändert das Gedächtnis seine Arbeitsweise. Sofern es in Übung bleibt, funktioniert es in späteren Jahren nicht schlechter, aber anders.

Für einen Säugling ist alles neu. Sein Gedächtnis ist noch ungeformt. Die Nervenzellen sind schon alle da, aber es sind bislang kaum Verbindungen zwischen ihnen geknüpft. In den ersten Lebensjahren nimmt das Kind jede verfügbare Information aus der Umwelt auf. Da es noch nicht weiß, was wichtig und unwichtig ist, prägt es sich alles ein, was seine Aufmerksamkeit erregt. Es nervt seine Eltern mit unzähligen Fragen. Manche sind wesentlich (»Wo kommen die Wolken her?«), andere so banal, dass der Vater nicht weiß, was er antworten soll (»Warum haben wir ein grünes Auto und der Nachbar ein blaues?«).

Sobald das Kind alt genug ist, um schon über Erinnerungen zu verfügen, ändert es seine Lernweise. Von nun an dienen die bereits vorhandenen Gedächtnisinhalte als Hilfe bei der Entscheidung, welche neuen Eindrücke es wert sind, beachtet und gemerkt zu werden, und welche nicht. Mit der Zahl der Jahre nimmt die Menge der Erinnerungen zu, der Anteil neuer Eindrücke bleibt aber gleich – das heißt, ihr relativer Anteil an den Denkinhalten sinkt ständig.

Beim Erwachsenen ist das Gehirn zu 99 Prozent mit sich selbst beschäftigt. Es kramt in seinen zahlreichen Erinnerungen, vergleicht mit ihnen die wenigen, soeben aus der Umwelt entnommenen Informationen, bewertet sie mit Gefühlen, ordnet sie in frühere Erfahrungen ein und trifft Entscheidungen darüber, was es davon aufbewahrt, was es gleich wieder vergisst und wie es Arme, Beine und Zunge reagieren lässt.

Damit wird klar, warum Ältere über ihre Vergesslichkeit klagen. Kinder haben kaum Probleme, sich zu erinnern. Da sie erst seit wenigen Jahren leben, ist es nur kurze Zeit her, seit sie die Information aufgenommen haben. Weil sie bislang wenig gelernt und behalten haben, fällt es ihnen nicht schwer, die gesuchte Information rasch wiederzufinden. Ihr Gedächtnis ist wie ein Regal, in dem von zehn Fächern erst zwei zur Hälfte gefüllt sind.

Bei 50-Jährigen sind dagegen alle Fächer randvoll. In ihren Köpfen haben sich längst viele Schichten von Erfahrungen übereinandergelagert. Wie gut man sich erinnert, hängt davon ab, wie die Informationen gespeichert sind. Gut sortiert wie in einer öffentlichen Bibliothek, wo jedes Buch über eine Signatur und einen Eintrag in eine Kartei verfügt? Oder in der Reihenfolge ihres Eintreffens zufällig übereinandergestapelt wie im heimischen Kellerregal? Eine Überfülle ungefilterter Erinnerungen macht das Wiederfinden einer bestimmten Erinnerung schwierig. Wer über Vergesslichkeit klagt, dem geht es wie bei der Suche nach der Nadel im Heuhaufen: Sie ist irgendwo, aber wie soll ich sie aus der Masse herausfinden?

Vielleicht haben Sie schon einmal nach dem Namen einer Schulfreundin, eines Dichters oder eines Schauspielers gesucht. Er lag Ihnen auf der Zunge, wollte Ihnen aber partout nicht einfallen. Ein paar Tage später, als Sie an etwas anderes dachten, kam er Ihnen wie selbstverständlich über die Lippen.

Genau das gleiche Problem haben Sie, wenn Sie vor Weihnachten vergeblich Ihren Nussknacker suchen und ihn erst Silvester neben dem Karton mit den bunten Papierschlangen finden. Sie hatten ihn letztes Jahr bis Neujahr in Benutzung, weil Ihr Nussvorrat länger reichte als geplant. So geriet er zwischen die Silvestersachen.

Oder Ihnen fällt beispielweise der Name des Hauptdarstellers aus dem Film »Forrest Gump« nicht ein. Sie haben den Film gesehen, den Mann vor Augen – nichts zu machen. Ein paar Tage später spazieren Sie durch den Stadtpark und siehe da – Sie sehen die Filmszene vor sich, in der Tom Hanks durch den Park rennt, und schon ist Ihnen sein Name wie selbstverständlich präsent.

Solche Black-outs sind kein Grund zur Sorge. Sie verraten vielmehr, wie unsystematisch wir Informationen abspeichern. So verknüpfen wir den Namen eines Schauspielers nicht unbedingt mit dem (abstrakten) Filmtitel, sondern mit optischen Details, mit Elementen der Handlung, die uns amüsierten oder rührten.

Gelingt es uns, wichtige Informationen systematisch und in viele verschiedene geistige Schubfächer einzuordnen, klappt es auch mit der Erinnerung. Doch wie steht es mit der Lernfähigkeit? Täuscht der Eindruck wirklich, dass es mit den Jahren schwerer fällt, sich Neues einzuprägen?

Ein Kind leidet unter einem Mangel an Information. Da es bislang wenig über die Welt weiß, empfindet es die meisten Dinge als fremd und unbekannt. Es bindet sich daher an die Eltern, verlässt sich auf deren Kenntnisse und Schutz. Und es fragt Mutter und Vater Löcher in den Bauch, um möglichst schnell seine Wissenslücken zu schließen, um selbstständig zu werden.

Erwachsene dagegen verfügen über ein vollständiges Weltbild. Zwar wissen auch sie nicht alles, für ihren Alltag aber reicht es. Die Motivation, Neues zu lernen, sinkt rapide. Ihre Zeit ist knapp, die Arbeit ermüdet, sie leben und handeln effektiv, um Kraft zu sparen. Unter diesen Umständen versucht das Gehirn, mit dem auszukommen, was es bereits kennt. Es blockt die Aufnahme neuer Inhalte ab, die unter Umständen die bewährten Lebensstrategien umkrempeln und somit Stress verursachen könnten. Die Neugier von Kindern ist so viel größer, weil sie auf Schritt und Tritt über ihre Unkenntnis stolpern.

Wird ein Älterer jedoch gezwungen, sein Leben zu ändern – zum Beispiel nach einer Krise oder einer beruflichen Veränderung –, weckt das Gehirn sofort wieder seine Lernbereitschaft. Nach einer kurzen Anlaufphase arbeiten scheinbar verlorene Fähigkeiten wieder auf Hochtouren.

Bleiben dagegen die Lebensumstände über Jahrzehnte gleich, lässt der Kopf seine Lernkapazitäten ruhen – ähnlich einem Muskel, der auch abbaut, wenn er nicht mehr gefordert wird, zum Beispiel, weil das Bein in

Gips liegt. Nicht nur der Muskel, sondern auch das Gehirn gewinnt Kraft und Umfang zurück, sobald es wieder gefordert wird. Wer sich neuen Herausforderungen aussetzt, gibt auch seiner mentalen Fitness einen Kick.

Sinn und Gefahr der Routine

Ein Orchestermusiker muss jeden Tag üben. Nur dann gleiten seine Finger automatisch über die Saiten oder Tasten seines Instruments. Bricht er im Urlaub zu einer Bergtour auf und hat daher keine Gelegenheit zum Üben, lässt der Muskeltonus in seinen Fingern nach. Die Verknüpfungen der Nerven lockern sich. Sein eingeübter Automatismus des sicheren, blinden Griffs nach dem richtigen Ton verliert seine hundertprozentige Zielsicherheit. Am ersten Arbeitstag nach dem Urlaub greift er öfter mal daneben, sein Spiel wirkt fahrig und unsicher. Nach der Heimkehr muss er einige Tage üben, üben, üben – dann erlangen seine Hände ihre vertraute Sicherheit zurück.

Wo wir seine Finger in rascher Bewegung sehen, blitzen im Hintergrund Nervenimpulse. Da er lange geübt hat, muss er nicht mehr jeden Finger einzeln überwachen. Er gibt den Einsatz, und dann spult sein Kopf die gesamte Melodie als fest verdrahtetes Programm ab.

Eingeübte Routine spart Energie. Sie ermöglicht geteilte Aufmerksamkeit. Man kann mehrere Dinge zugleich tun. Weil der Musiker die Tonfolge automatisiert hat, kann er sich auf den Dirigenten und den emotionalen Ausdruck seiner Spielweise konzentrieren. Doch wo etwas Wichtiges oder Neues alle Aufmerksamkeit in Anspruch nimmt, versagen die Routinen. Vielleicht haben Sie es selbst schon einmal erlebt:

- Sie geraten im Restaurant mit einer Kollegin in Streit – und bemerken erst beim Hinausgehen am Herbeieilen des Kellners, dass Sie vergessen haben zu zahlen.
- Sie werden eilig aus der Kantine gerufen und merken erst im Büro, dass Sie noch den leeren Teller in der Hand haben.
- Eine Freundin ruft Sie zu Hause an, erzählt Ihnen, dass sie umgezogen ist, und nennt Ihnen ihre neue Adresse. Sie murmeln Straße und Hausnummer vor sich hin, während Sie nach Zettel und Stift suchen. Kaum haben Sie beides gefunden, fragt Sie Ihre Tochter, ob sie heute Abend ins Kino darf. Sie erkundigen sich, wann sie spätestens zurück sein will, und geben nach kurzem Zögern die Erlaubnis. Jetzt wollen Sie endlich die neue Adresse Ihrer Freundin notieren – vergessen! War das Kastanienweg? Kastanienstraße? Und die Hausnummer: 63 oder 36?

Je älter wir werden, desto stärker bestimmen Vertrautes und Wiederholtes unser Leben. Nicht etwa, weil wir alles irgendwie schon einmal erlebt hätten! Wir neigen mit den Jahren vielmehr dazu, das vertraute Lebensumfeld kaum noch zu verlassen.

Wer geistig fit bleiben will, muss also sein Leben ständig umkrempeln? Durchaus nicht. Machen Sie die Gewohnheit vielmehr zu Ihrem Verbündeten! Routinen sparen Kraft und Energie. Wer seinen Körper in Form hält, überwindet den inneren Schweinehund am leichtesten, wenn er das tägliche Joggen fest in seinen Tagesablauf einfügt. Ähnlich benimmt sich, wer seinen Geist geschmeidig hält. Kinder haben es einfach. Die Schule fordert sie jeden Tag zum Lernen auf. Der Erwachsene muss selbst für Anregungen sorgen. Geistig bewegliche Leute interessieren sich für Neuigkeiten, lösen gern Rätsel und lernen jeden Tag dazu. Wer seinem Kopf täglich eine kleine Anstrengung zumutet, lernt mit der Zeit immer leichter. Ein geübter Jogger hechelt ja auch nicht mit hochrotem Kopf durch die Gegend, da sich sein Körper längst auf die Belastung eingestellt hat. Ihm würde sogar etwas fehlen, wenn er plötzlich sein Training aufgeben müsste.

Das Gedächtnis ist so gut wie seine Arbeitsweise

So wie ein Sportler mit der richtigen Technik leichter, lockerer und effektiver trainiert, hilft auch beim Gehirnjogging die richtige Methode. Diese macht den Unterschied aus zwischen Depp und Genie – nicht die angeborene Hirnstruktur.

Forscher haben die Gehirne von Genies untersucht. Das von Einstein zerlegten sie in 240 Würfel und das von Lenin in 31 000 hauchdünne Scheibchen. Sie fanden trotz aller Mühe keine nennenswerten Unterschiede zu den Gehirnen von Normalbürgern. Das ist auch kein Wunder. Nicht die angeborene Struktur ist entscheidend, sondern das, was der Einzelne damit anfängt.

Ein Beispiel: Fordert man zwei Schüler auf, die Zahlen von 1 bis 100 zu addieren, so wird der Intelligentere sicher ein paar Minuten eher damit fertig werden. Aber beide werden eine Weile beschäftigt sein. Es sei denn, einer von ihnen weiß, wie sich die Aufgabe innerhalb einer halben Minute lösen lässt. Er muss nur erkennen, dass 1 + 100, 2 + 99, 3 + 98 und so weiter immer 101 ergeben. Mit der Formel 50 x 101 = 5050 kann sich das Kind die ganze Zählerei ersparen. Der Mathematiker Carl Friedrich Gauß (1777–1855) soll als Schüler diesen Lösungsweg selbst gefunden und damit seinen Lehrer verblüfft haben.

Wenn Sie sich eine Sprache, Geschichtsdaten oder ein physikalisches Gesetz einprägen wollen, werden Sie ziemliche Mühe haben, solange Sie spontan draufloslernen. Sie werden jedoch sogar ein Genie mit einem Intelligenzquotienten von 150 überholen, wenn Sie eine effektive Lernmethode anwenden. Seit der Antike haben Menschen, die ihr Leben mit geistiger Tätigkeit verbrachten, nach Wegen gesucht, wie sie sich ihre Arbeit erleichtern können. Leider werden ihre Erkenntnisse nicht in der Schule gelehrt und daher selten angewandt. Während es für einen Handwerker selbstverständlich ist, ein Bauteil mit Drehbank und Fräse und nicht mehr mit dem Faustkeil zurechtzuschneiden, lernen unsere Schüler Gedichte und Vokabeln immer noch auf die gleiche Weise wie die Knaben im antiken Griechenland.

Einstein soll gesagt haben, wir würden nur 10 Prozent unserer Hirnkapazität nutzen. Heißt das, 90 Prozent unserer Nervenzellen liegen brach? Durchaus nicht. Mediziner können heutzutage Gehirnen mittels Computertomographie beim Arbeiten zuschauen. Dabei zeigt sich: Es ist immer das ganze Gehirn aktiv. Dennoch hatte Einstein recht: Auch wenn alle Hirnzentren arbeiten, ist ihre Leistungskapazität nicht ausgeschöpft.

Denken Sie an einen Computer. Der gleiche Rechner leistet mehr, wenn er mit einer verbesserten Software betrieben wird. Unsere Gehirne haben sich seit der Steinzeit biologisch nicht verändert. Wohl aber die »Programme«, mit denen wir denken. Wir schnitzen unsere Tische nicht mehr selbst, sondern berechnen Maschinen, die Maschinen bauen, die wiederum Tische herstellen.

Was hindert uns, nicht nur Maschinen, sondern unser Denken selbst zu optimieren? Geistesarbeiter tun es ohnehin. Sprachfans, die 20 Fremdsprachen gelernt haben, werden Ihnen bestätigen, dass ihnen das Lernen von Sprache zu Sprache leichter fällt. Sie haben gelernt, besser zu lernen. Wäre es nicht sinnvoller, gleich die erste Sprache mit maximaler Effektivität zu lernen?

Mit jeder Methode, die Sie auf den folgenden Seiten kennenlernen werden, erhöhen Sie die Kapazität Ihrer grauen Zellen, obwohl Ihr Gehirn dasselbe bleibt.

Die 7 Schlüssel zur Intelligenz

Wer in der Lage ist, für die Lösung von Problemen clevere Abkürzungen zu finden, den bezeichnen wir als intelligent. Ein herkömmlicher Intelligenztest erfasst räumliches Vorstellungsvermögen, Wendigkeit im Umgang mit der Sprache und Rechenkünste – und das alles unter Zeitdruck.

Der amerikanische Psychologe Howard Gardner hat nachgewiesen, dass zu erfolgreichem Handeln mehr gehört. Was nützt zum Beispiel die klügste Idee, wenn man nicht in der Lage ist, andere dafür zu begeistern? Dafür benötigt man soziale Intelligenz (geschickter Umgang mit anderen) und personale Intelligenz (Selbsterkenntnis). Peter Salovey von der Yale-Universität fasste beide Faktoren erstmals unter dem Begriff »Emotionale Intelligenz« zusammen.

Selbstverständlich gibt es Aufgaben, die sich mit einer Schmalspurbegabung lösen lassen.

- Für das Vokabelnpauken genügt ein gutes mechanisches Wortgedächtnis.
- Zum Kopfrechnen braucht man nicht einmal eine große mathematische Begabung, die Fähigkeit, Zahlen schnell zu kombinieren, genügt.
- Für das typisch männliche handwerkliche Basteln reicht in aller Regel eine gute räumliche Intelligenz: sich vorstellen zu können, wie Objekte zusammengesetzt und im dreidimensionalen Raum gedreht aussehen und funktionieren werden.

Ja, es gibt sogar geistig Behinderte, die über eine einzige, außergewöhnliche Befähigung verfügen – sogenannte Inselbegabte. Der eine kann in Sekundenschnelle aus zwölfstelligen Zahlen die Quadratwurzel ziehen, ist aber nicht in der Lage zu telefonieren. Ein anderer sagt Ihnen wie aus der Pistole geschossen, auf welchen Wochentag ein beliebiges Datum vor (oder in) mehr als tausend Jahren fällt, kann aber nicht allein über die Straße gehen.

Wer geistig fit ist, besitzt dagegen vielseitige Interessen. Die großen Genies der Weltgeschichte glänzten auf vielen Gebieten. Leonardo da Vinci errang Ruhm als Maler, Anatom und Ingenieur. Goethe war nicht nur Dichter und Minister, er erforschte auch die Morphologie der Pflanzen und beschäftigte sich mit optischen Experimenten. E.T.A. Hoffmann schrieb Gruselgeschichten, aber auch eine Oper. Heinrich Schliemann grub Troja aus, aber er beherrschte auch zwanzig Sprachen und war ein unternehmerisches Genie. Seine Tätigkeit als Kaufmann verschaffte ihm die nötigen Mittel für seine Archäologie.

Was den Genies genützt hat, hilft das auch den Normalsterblichen? Sind nicht die meisten Kinder entweder gut in Mathe oder in Sprachen, aber nicht in beidem? Ein Team der kanadischen Psychologin Daniela O'Neill ließ 41 Kinder Geschichten eines Bilderbuches einer Puppe erzählen. Die Forscher bewerteten den Satzbau, die Grammatik und den Einsatz unterschiedlicher Erzählperspektiven. Später nahmen die Kinder an Tests zu ihren mathematischen Fähigkeiten teil. Das Ergebnis: Diejenigen Kinder, die sprachlich gewandt waren und gut Geschichten erzählen konnten, erwiesen sich auch im Rechnen als überlegen.

Kein Wunder! Wer nur eine Dimension seines Geistes in Anspruch nimmt, lässt den größten Teil seiner mentalen Ressourcen brachliegen. Er wird daher kaum überdurchschnittliche Leistungen auf seinem Lieblingsgebiet erbringen. Wenn es Ihnen jedoch gelingt, sich von den folgenden sieben Dimensionen intelligenten Handelns mehrere oder gar alle zu erschließen, werden Sie auch Ihre geistigen Potenzen verdoppeln, verdreifachen oder gar um das Siebenfache steigern.

Sinne

Alles, was unser Gedächtnis enthält, hat uns im Laufe unseres Lebens über Augen, Ohren, Nase, Mund oder Hautempfindungen erreicht. Aber nur selten nutzen wir mehr als einen Sinneskanal, um neue Informationen aufzunehmen – meistens die Augen.

Wie haben Sie in der Schule Vokabeln gelernt? Die meisten schauen ins Buch und lassen dann das fremde Wort mehrfach vor dem inneren Auge vorüberziehen. Nutzen Sie weitere Sinnesorgane! Sprechen Sie das Wort zugleich laut aus – und schon lernen Sie außerdem über Ihre Ohren. Fassen Sie den Gegenstand an, dessen fremdsprachliche Bezeichnung Sie lernen wollen! Damit aktivieren Sie zusätzlich Ihren Tastsinn. So verdreifachen Sie Ihre Merkleistung.

Kommunikation

Der typische Intellektuelle paukt im stillen Kämmerlein. Als ich studierte, erzählte mir jedoch einer meiner Professoren: »Dafür fehlt mir die Zeit. Wenn ich mir ein neues Wissensgebiet aneignen will, gehe ich nicht in eine Bibliothek, sondern biete dazu eine Lehrveranstaltung an. Oft bin ich da den Studenten im Wissen nur eine Vorlesung voraus. Ich eigne mir die grundlegenden Informationen in der Woche vorher an, aber die Probleme und offenen Fragen erarbeite ich mir in der Diskussion mit den Zuhörern. Was ich einmal vorgetragen und einer streitbaren Fragestunde ausgesetzt habe, vergesse ich nie wieder.«

Viele Evolutionsbiologen glauben, dass der Urmensch nicht wegen des Werkzeuggebrauchs ein so großes Gehirn entwickelte, sondern für den sozialen Austausch. Große Teile unserer Hirnkapazität dienen vor allem dem Klatsch und Tratsch. In der Tat behalten wir Informationen, die uns ein anderer erzählte, besonders gut. Das Gleiche gilt für Ideen, die wir während eines Gesprächs erst erfunden haben.

Wenn Sie sich wichtige Daten oder Zusammenhänge auf Dauer merken wollen – erzählen Sie anderen davon. Oder, wenn möglich, lassen Sie sich von Personen, die sich auskennen, persönlich informieren. Hören Sie nicht nur zu, sondern stellen Sie Fragen. Pflegen Sie die geistige Auseinandersetzung. Nicht nur eine Fremdsprache lernt man am besten in der Praxis, während einer Konversation. Fragen Sie zum Beispiel:

- »Hast du schon gehört, dass …?«
- »Das verstehe ich nicht. Kannst du mir erklären, warum …?«
- »Was ist der Sinn von …?«

Neugier

Was Sie interessiert, behalten Sie am besten. Mancher Schüler müht sich stundenlang ab, um zwölf Gedichtzeilen zu behalten, kann aber alle Bundesliga-Fußballklubs mit sämtlichen Stammspielern aufzählen. Falls Sie sich aber nun etwas merken sollen, für das Sie absolut kein Interesse aufbringen? »Augen zu und durch«? Sie würden sich quälen und am Ende einen regelrechten Horror vor dem Lernstoff entwickeln.

Erleichtern Sie sich das Leben. Selbst das abwegigste Thema lehrt zumindest etwas über die Menschen, die sich dafür begeistern. Es gibt zwei Tricks, Interesse an bislang Uninteressantem zu gewinnen:

Erst einmal anfangen. Getreu dem Sprichwort »Der Appetit kommt beim Essen« verlieren Dinge ihren Schrecken, denen man sich aussetzt. Bemühen Sie sich um eine neutrale Einstellung und beginnen Sie mit kleinen Schritten. In 90 Prozent der Fälle erweist sich das Thema dann als weniger dröge als befürchtet.

Beschäftigen Sie sich mit den Details. Wer für eine unangenehme Prüfung lernt, neigt dazu, sich nur einen groben Überblick zu verschaffen. Das ist ein Fehler. Es steckt nicht nur der Teufel im Detail, sondern auch der Genuss. Wenn Sie sich beispielsweise die Leitgedanken großer Denker einprägen wollen – belassen Sie es nicht bei ein paar Zitaten! Nach einigen Wochen lässt die Erinnerung nach und Sie werden anfangen, die Philosophen zu verwechseln: »Wer hat noch mal behauptet, der Mensch sei des Menschen Wolf? Klingt nach Nietzsche – oder doch nicht?«

Wenn Sie in die Details gehen, erfahren Sie, dass der Satz aus einem antiken Theaterstück stammt und ihn Thomas Hobbes ins Zentrum seiner Staatsphilosophie stellte. Hobbes lebte während der englischen Revolution des 17. Jahrhunderts. Er sah mehrere Regierungen kommen und gehen. Die neuen Machthaber pflegten ihre Vorgänger aufzuknüpfen oder zu enthaupten – bis ihnen das gleiche Schicksal blühte. In gesetzlosen Zwischenzeiten zogen marodierende Banden plündernd durch die Lande. Daher seine Theorie, entfesselte Individuen müssten durch einen starken Staat gebändigt werden. Hobbes überstand dank seiner illusionslosen Cleverness alle Stürme und erreichte das für seine Zeit biblische Alter von 91 Jahren.

Sich diese Details zu erschließen erfordert zwar etwas Zeit. Aber wetten, dass Sie dafür den Denker und sein Motto besser behalten, als wenn Sie beides mechanisch auswendig lernen?

Körper

Ein gesunder Körper bringt einen gesunden Geist hervor – diese Weisheit des Römers Juvenal hat die Wissenschaft von heute bestätigt. Menschen, deren Kreislauf besser trainiert ist, lösen auch Denkaufgaben schneller und genauer, fanden Mediziner der Universität von Illinois heraus. Das Training erzeugt nicht nur die berühmten Glückshormone (Endorphine), sondern auch einen Botenstoff, der neue Nervenverbindungen wachsen lässt.

Ältere Menschen, die dreimal pro Woche einen ausgedehnten Spaziergang unternehmen, denken schneller, können sich besser konzentrieren und treffen die kompetenteren Entscheidungen als Personen, die ihre Freizeit im Schaukelstuhl verbringen.

Kalifornische Forscher maßen die geistigen Fähigkeiten von knapp 6000 Frauen über 65 und wiederholten den Test nach mehr als sechs Jahren. Die sportlichen Teilnehmerinnen hatten in diesem Zeitraum deutlich weniger Geisteskraft eingebüßt als die übrigen. Da Körper und Geist eine Einheit bilden – was jeder bestätigen kann, der mal versucht hat, im Zustand der Trunkenheit eine Denkaufgabe zu lösen –, aktiviert jede sportliche Übung auch das Gehirn. Laufen, Schwimmen und Radfahren fördern nicht nur die körperliche, sondern auch die geistige Ausdauer.

Wie der Geist besitzt auch der Körper einen Zugang zum Gedächtnis. Ein Pianist, der ein Stück auswendig spielt, hat nicht etwa die Noten auswendig gelernt, sondern seine Finger haben während des Übens die Reihenfolge ihrer Bewegungen automatisiert. Nutzen Sie Ihr Körpergedächtnis beim Lernen! Schreiben Sie Vokabeln und Redewendungen in der Fremdsprache einige Male auf einen Zettel. Notieren Sie Informationen, die Sie unbedingt behalten wollen, in einer Computerdatei – auch wenn sie aus einem Buch stammen, das Sie selbst besitzen. Nicht nur, weil Sie sich leichter merken, was Sie eigenhändig in die Tastatur getippt haben, Sie finden es im Notfall per Suchfunktion auch leichter wieder.

Raum und Zeit

Die Dinge dieser Welt existieren nicht zufällig nebeneinander, sondern bilden Ordnungen. Je mehr Zusammenhänge Sie entdecken, desto leichter fällt das Lernen und Merken. Unser Gedächtnis lauert regelrecht darauf, Verknüpfungen herzustellen.

Wenn Sie morgens aufwachen – warum erinnern Sie sich mit einem Schlag, wer Sie sind? Weshalb hat Ihr Bewusstsein keine Mühe, aus Ihren Gedächtnisinhalten sofort Ihre einheitliche Persönlichkeit herzustellen, Ihr »Ich«? Schließlich tummeln sich in Ihrem Gedächtnis so unterschiedliche Inhalte wie Sportergebnisse, Filmtitel, englische Vokabeln, Melodiebruchstücke oder Namen von Personen, die einander noch nie begegnet sind.

Diese scheinbar selbstverständliche Leistung kann Ihr Kopf nur vollbringen, weil er all diese Informationen zeitlich einordnet – in Ihrer Biografie. Ihr Gehirn verknüpft sie in seinem sogenannten episodischen Gedächtnis – dem Teil des Gedächtnisses, der Einzelereignisse speichert und sinnhafte Verknüpfungen zwischen ihnen herstellt.

Informationen, die Sie räumlich verbinden, bewahrt Ihr Gedächtnis auch gemeinsam auf. Es genügt dann, sich an ein Stichwort zu erinnern, um sich an alles zu erinnern.

Das Denken in räumlichen Zusammenhängen unterscheidet Schachgroßmeister von Amateuren. Hobbyspieler analysieren in der Regel einzelne Züge. Was passiert, wenn ich die Dame vor den Läufer ziehe? Kann ich den Bauern halten, wenn ich ihn mit dem Turm decke? Profis merken sich dagegen komplette Stellungen. Manche von ihnen kennen bis zu 30000 Stellungen aus Partien berühmter Koryphäen auswendig. Beim Spielen überlegen sie dann in erster Linie: Wie kann ich verhindern, dass mein Gegner eine für ihn günstige Kombination von Figuren erlangt?

Logik

In meiner Schulzeit hatten wir im Matheunterricht unter den Schülern zwei Gruppen, die gute Leistungen erbrachten: die Versteher und die Fleißigen.

Die Versteher besaßen eine Begabung für Mathe. Sie hatten das Prinzip verstanden und mussten nicht viel lernen, um gute Zensuren zu erhalten. Die Fleißigen hingegen büffelten minutiös Rechenwege und Beweisführungen auswendig.

Die Welt ist ungerecht: Die Fleißigen strengten sich viel mehr an und hatten doch das Nachsehen, wenn die Aufgaben richtig kompliziert wurden. Es ist kein Zufall, dass die Logik als das Kernstück der Intelligenz gilt. Wer folgerichtig argumentieren kann, braucht sich nur den Ausgangspunkt und die Schlussfolgerung einzuprägen, den Rest erledigt der Verstand.

Das erspart nicht nur dem Gedächtnis viel Arbeit. Folgerichtigkeit ist auch die Voraussetzung jeder kreativen Leistung: Wer Neuland entdecken will, startet an einem bekannten Ausgangspunkt und arbeitet sich von dort in unbekanntes Terrain vor.

Gefühle

Unser Gehirn soll uns helfen, vorausschauend Lebensprobleme zu lösen. Zu diesem Zweck stellen wir uns ständig Fragen wie:

- Lohnt es sich, mich mit dieser Sache zu beschäftigen?
- Alle Alternativen haben Vor- und Nachteile – welche Variante ist für mich am günstigsten?

- Wie erledige ich diese Aufgabe am angenehmsten und mit geringstem Risiko?

Entscheidungen, die dem einen nützen, können einem anderen schaden. Es kommt immer auf die individuellen Umstände und auf persönliche Vorlieben und Abneigungen an. Deshalb kann unser Kopf nicht nur logisch denken, sondern auch Gefühle erzeugen.

Man weiß von Patienten, deren Gefühlszentren durch Unfall oder Schlaganfall beschädigt sind, dass ihnen selbst einfachste Entscheidungen unsägliche Probleme bereiten. Eine Frage wie »Soll ich ihm vertrauen?« kann mit reiner Logik nicht beantwortet werden. Denn wie bei fast allen Alltagsproblemen fehlen uns wichtige Informationen (zum Beispiel, was mein Gegenüber gerade denkt). Ein Computer müsste antworten: »Entscheidung unmöglich wegen fehlender Daten.«

Unsere Gefühle sind es, die uns einen Entschluss trotz unvollständiger Information ermöglichen. Durch sie bleiben wir handlungsfähig. Ein Mensch mag noch so klug sein – erst seine emotionale Intelligenz bewirkt praktische Erfolge in der Gesellschaft. Wenn Sie auf Ihre Gefühle achten, fördern Sie Ihre mentale Fitness in zweierlei Hinsicht:

1. Sie nehmen Ihre Aufgaben mit möglichst guter Laune in Angriff. Bei schlechter Stimmung alarmiert das Gehirn die Amygdala, einen mandelgroßen Kern nahe dem Hirnstamm, der Fluchtimpulse auslöst und damit die Fähigkeit zum ruhigen Nach-

denken einschränkt. Spaß, Freude und Zuversicht fördern hingegen die Produktion des aktivierenden Nervenbotenstoffes Dopamin. Er erhöht Ihre geistige Leistungskraft.

2. Ihre Gefühle verbinden eine intellektuelle Herausforderung mit Ihren persönlichen Interessen. Sie erlauben Ihnen, Wesentliches von Nebensächlichem und Störendem zu trennen. Sie können Prioritäten festlegen und damit viel Zeit sparen.

So finden Sie Ihre Prioritäten heraus:

- Schreiben Sie Ihre Vorhaben einzeln auf kleine Zettel.
- Überprüfen Sie nun für jedes Vorhaben: Wenn ich darauf verzichten müsste, was würde geschehen? Was Sie ohne große Nachteile unterlassen könnten, legen Sie auf einen Haufen, die unverzichtbaren Vorhaben auf einen anderen.
- Nehmen Sie sich nun den zweiten, »unverzichtbaren« Haufen vor und unterteilen Sie ihn wieder: Welche Vorhaben sind nur dringlich? Welche Vorhaben sind für mich wirklich entscheidend (auch wenn ihr Abschlusstermin noch in weiter Ferne liegt)?
- Erstellen Sie für den zweiten Teilhaufen einen Ablaufplan. Wenn damit mehr als die Hälfte Ihrer Zeit bereits verplant ist, haben Sie zu viel Wichtiges um die Ohren. In diesem Fall sollten Sie sich von weiteren Pflichten befreien. In die Freiräume planen Sie dann zuerst dringliche Termine ein und erst anschließend Vorhaben, die nicht so wesentlich sind.

- Am Ende sollte immer noch ein Drittel Ihrer Zeit unverplant bleiben, damit Sie Raum für Unverhofftes behalten.

Auf Ihre fluide Intelligenz kommt es an

Am Ende meiner Studentenzeit lernte ich eine Kommilitonin kennen, die wie ich ein großer Frankreich-Fan war. Wir beschlossen, uns eine Weile auf Französisch zu unterhalten, um unsere Sprachkenntnisse zu üben. Bereits an ihrer Aussprache erkannte ich, dass sie im Gegensatz zu mir über ein ausgeprägtes Sprachtalent verfügte. Doch zu meinem Erstaunen besaß sie nur einen kleinen Wortschatz – ich kannte viel mehr Vokabeln. Dennoch sprach sie flüssiger als ich und konnte jeden Sachverhalt formulieren. Wörter, die sie nicht wusste, umschrieb sie. Statt »Plattenspieler« (tourne-disque) – CD-Spieler gab es damals noch nicht – sagte sie zum Beispiel »Apparat, um Platten zu hören«. Ich dagegen stolperte mit meinem Vokabular mühsam und ungelenk von einem Satz zum nächsten.

Damals begriff ich zum ersten Mal, dass Wissen nicht alles ist. Nicht die Menge der auswendig gelernten Fakten und Daten ist entscheidend, sondern die Fähigkeit, aus wenigen wichtigen Informationen kreativ neue Gedanken abzuleiten. Die Psychologie unterscheidet seit einigen Jahren zwei Formen von Intelligenz:

1. Kristalline (»feste«) Intelligenz: Das ist die Gesamtheit der geistigen Fähigkeiten, die sich aus der

Summe des angehäuften Wissens (Worte, Zahlen, Bilder) ergeben. Sie ist oft das Ergebnis einer guten Schulbildung.

2. Fluide (»flüssige«) Intelligenz: Das ist das Methodenwissen, das »Gewusst, wie«. Sie erlaubt eine schnelle Orientierung in neuen, komplizierten Situationen. Sie umfasst Fähigkeiten wie Erinnern, Verstehen, Analysieren, Recherchieren, Kombinieren und das Verknüpfen von Ideen.

Es ist vor allem die fluide Intelligenz, die Menschen clever macht. Das können Sie bei Quizsendungen beobachten. Dort sind es oft die Hausfrauen und pensionierten Handwerker, die gut abschneiden, während mancher Lehrer und Student an einfachen Fragen scheitert. Das bedeutet nicht, dass der Student weniger intelligent ist als die Hausfrau, sondern lediglich, dass sie über mehr Faktenwissen verfügt. Sie hat vielleicht über Jahrzehnte Zeit gehabt, sich allerlei Namen und Zahlen einzuprägen.

Im 20. Jahrhundert ist der durchschnittliche Intelligenzquotient kontinuierlich angewachsen. Jede neue Generation erzielte im Test zwischen 10 und 20 IQ-Punkte mehr als ihre Elterngeneration. Forscher sprechen vom Flynn-Effekt, benannt nach dem Politologen James Flynn aus Neuseeland, der zusammen mit seinem Kollegen William Dickens aus Washington diese Steigerung entdeckt hat. Seine Erklärung: Infolge der Arbeitsteilung bekommen auch ausgefallene Begabungen eine Chance, ihr Talent zu verwirklichen.

Neue Studien zeigen jedoch, dass diese Verbesserung

ausschließlich die fluide Intelligenz betrifft. Nur mit dem »Gewusst, wie« ist ein wachsender Intelligenzquotient zu erzielen. Die kristalline Intelligenz ist zumindest seit den achtziger Jahren (so weit reichen die Daten dieser Studien zurück) unverändert geblieben.

Auch beim Altern kommt es auf die fluide Intelligenz an. Wer seine geistige Beweglichkeit trainiert, bleibt im Kopf länger fit. Bereits acht Minuten tägliches Üben auf einem Musikinstrument hebt messbar die Hirnaktivität und die fluide Intelligenz. Das kristalline Wissen hingegen verändert sich kaum. Das bedeutet aber auch: Es sinkt bei Alzheimerkranken nicht ab. Patienten, die schon lange ihren Alltag nicht mehr bewältigen können, wissen oft noch viele Fakten aus früheren Jahren – können sie aber nicht mehr mit der Gegenwart verknüpfen. Dafür benötigten sie fluide Intelligenz.

So fördern Sie Ihre fluide Intelligenz

Neue Fähigkeiten können Sie in jedem Alter erwerben:

- Eignen Sie sich lieber neue geistige Fähigkeiten statt neue Fakten an.
- Wählen Sie neue Informationen stets aktiv aus, statt sich passiv berieseln zu lassen. Nutzen Sie dafür Techniken des rationellen Lesens (Anleitung siehe unten).
- Nehmen Sie Texte, Fernsehsendungen, Internetseiten etc. nicht einfach ungeprüft zur Kenntnis. Vergleichen Sie die jeweilige Information mit anderen Quellen. Notieren Sie das für Sie Wesentliche. Über-

legen Sie, was davon für Sie auch in anderen Zusammenhängen nützlich sein könnte.

- Befragen Sie neue Informationen stets nach ihrem praktischen Nutzen – im weitesten Sinne. Ihr Nutzen muss sich nicht in Euro und Cent auszahlen, es genügt, wenn sie Ihr Weltbild bereichern. Nutzlose Informationen können Sie irgendwo notieren, aber belasten Sie nicht Ihr Gedächtnis damit.
- Widmen Sie mindestens die Hälfte Ihrer Zeit dem mentalen Training, dem Üben von Fähigkeiten. Das bedeutet zum Beispiel:
  - Pauken Sie nicht Vokabeln, sondern üben Sie, auf »Fremdsprachlich« Fragen und Antworten zu formulieren.
  - Üben Sie ein Musikstück nicht monatelang bis zur Perfektion, sondern nehmen Sie sich alle vier Wochen ein neues vor.
  - Statt Daten und Fakten im Gedächtnis anzuhäufen, üben Sie lieber, solche Information in kürzester Zeit zu recherchieren oder sich fehlendes Wissen durch folgerichtiges Denken zu erschließen.

Rationell lesen

Mehr Informationen in weniger Zeit aufnehmen – alles eine Frage der richtigen Lesetechnik! Die folgenden Methoden brauchen Sie nicht einmal zu üben. Wenn Sie alle sechs sofort anwenden, können Sie ohne Weiteres Ihre Leseleistung verdoppeln. Eine bessere Lesefähigkeit spart nicht nur Zeit, sie stärkt auch die Intelligenz – da sie eine rasche Auffassungsgabe fördert – und das Kurzzeitgedächtnis.

Lesen Sie mit einer zielgerichteten Erwartungshaltung

Was erhoffen Sie sich vom Text? Verschaffen Sie sich einen kurzen Überblick, bevor Sie loslesen. Der Autor, die Überschrift, das Inhaltsverzeichnis und die Aufmachung verraten, was ungefähr auf Sie zukommen wird.

In der Einleitung nennen die meisten Autoren, was sie auf welche Weise darstellen wollen. Im Mittelteil folgen die einzelnen Argumente und Beispiele, im Schlussteil praktische Konsequenzen. Wenn sich Ihnen die Textstruktur nicht auf den ersten Blick erschließt, überfliegen Sie das Ganze zuerst, um sich einen Überblick zu verschaffen.

Mit einer vorbereiteten Erwartungshaltung fällt Ihnen nicht nur beim Lesen das Verstehen leichter, Sie finden auch schneller das Wesentliche heraus.

Unterstreichen Sie Schlüsselwörter

Das Unterstreichen (bei geborgten Büchern das Herausschreiben) von zentralen Ideen hilft dem Gedächtnis. Viele machen den Fehler, ganze Sätze oder Absätze zu markieren. Doch wenn die Hervorhebungen helfen sollen, wichtige Stellen schnell wiederzufinden, nutzt das wenig. Sie müssten dann alle unterstrichenen Passagen doch noch einmal lesen.

Unterstreichen Sie nur einzelne Wörter oder Wortgruppen – so viel, wie Sie mit einem Blick erfassen können. Wenn Sie längere Abschnitte wichtig finden, schreiben Sie sie lieber heraus oder ziehen Sie einen senkrechten Strich am Rand.

Vergleichen Sie folgende Beispiele (der Text stammt von der vorigen Seite dieses Buches):

Falsch:

Befragen Sie neue Informationen stets nach ihrem praktischen Nutzen – im weitesten Sinne. Ihr Nutzen muss sich nicht in Euro und Cent auszahlen, es genügt, wenn sie Ihr Weltbild bereichern. Nutzlose Informationen können Sie irgendwo notieren, aber belasten Sie nicht Ihr Gedächtnis damit.

Richtig:

Befragen Sie neue Informationen stets nach ihrem praktischen Nutzen – im weitesten Sinne. Ihr Nutzen muss sich nicht in Euro und Cent auszahlen, es genügt, wenn sie Ihr Weltbild bereichern. Nutzlose Informationen können Sie irgendwo notieren, aber belasten Sie nicht Ihr Gedächtnis damit.

Lesen Sie Wortgruppen statt einzelne Wörter

Die Grammatik unserer Sprache gibt eine immer wiederkehrende Struktur der Sätze vor. Erfassen Sie Satzglieder, die eine Sinneinheit bilden (wie »in die Stadt gehen«), mit einem Blick. Beim vorigen Satz wäre das: *Erfassen Sie Satzglieder – die eine Sinneinheit bilden – (wie »in die Stadt gehen«) – mit einem Blick.*

Dass wir im Deutschen Substantive groß schreiben, hilft dabei sehr: Achten Sie auf alle groß geschriebenen Wörter und auf das Verb (es steht in Hauptsätzen immer an zweiter Stelle, in Nebensätzen am Ende). Wenn Ihnen das schwerfallen sollte: Prüfen Sie, ob Sie beim

Lesen stumm mitsprechen. Kinder, die lesen lernen, sprechen anfangs die Worte mit. Viele erwachsene Leser behalten im Stillen diese Gewohnheit bei. Ihre Lippen bewegen sich, auch wenn sie stumm lesen. Das begrenzt ihre Leseleistung auf maximal 200 Wörter pro Minute oder 40 durchschnittliche Buchseiten pro Stunde. Wer auf Wortgruppen schaut, statt Wort für Wort zu lesen, schafft bis zu 100 Seiten in der Stunde und erinnert sich hinterher an mindestens ebenso viele Informationen.

Wort-für-Wort-Leser scheitern zudem an längeren Sätzen. Wenn ein Satz mehr als 20 Wörter enthält, übersteigt er das Fassungsvermögen des Kurzzeitgedächtnisses. Das heißt, sie wissen am Ende des Satzes nicht mehr, was an seinem Anfang stand. Deshalb müssen sie zurückspringen. Ihre Augen gehen hin und her. Wortgruppenleser hingegen gleiten kontinuierlich durch den Text und sparen so viel Zeit.

Nutzen Sie die Struktur der Absätze

Der Hauptgedanke steht meist im ersten oder zweiten Satz eines Absatzes. Dann folgen Erläuterungen oder Beispiele. Am Ende steht eine Folgerung oder ein Problem, das zum nächsten Absatz weiterleitet. Behalten Sie beim Lesen diese Struktur im Hinterkopf, und Sie können leichter (und schneller) zwischen Wesentlichem und Unwesentlichem unterscheiden.

Lesen Sie schnell über Wiederholungen oder Abschnitte ohne Information hinweg

Der Autor wendet sich an eine anonyme Leserschaft. Er weiß nicht, welche Vorkenntnisse und Interessen der einzelne Leser hat. Jeder Text enthält daher Inhalte, die der Leser schon kennt oder als überflüssig betrachtet. Solche Passagen überfliegen Sie kurz – bis Sie wieder auf Neues und Wissenswertes stoßen.

Lesen am Computer

Formatieren Sie den Text lesefreundlich. Zeitungen sind in Spalten gedruckt. Das hat einen guten Grund. Kurze Zeilen kann der geübte Leser mit einem Blick erfassen. Er muss die Augen nicht von links nach rechts und wieder zurück springen lassen. Seine Augen gleiten nur von oben nach unten. Der gleiche Text liest sich deshalb schneller, wenn die Zeilen nicht seitenbreit gedruckt, sondern in zwei Spalten aufgeteilt werden.

Am Computer – zum Beispiel beim Lesen von Internettexten – können Sie in wenigen Sekunden selbst diese schmalen Spalten erzeugen. Bei Texten von mehr als einer Seite Länge sparen Sie damit eine Menge (Lese-) Zeit. Wird der Text nicht automatisch schmaler, wenn Sie das Fenster verkleinern, gehen Sie so vor (die folgenden Anweisungen gelten für das Betriebssystem Windows):

Öffnen Sie Ihr Textverarbeitungsprogramm und ein leeres Dokument. Richten Sie darin mit der Funktion »Tabelle einfügen« eine Tabelle von nur einer Spalte und einer Zeile ein. Öffnen Sie in einem anderen Fenster den zu lesenden Text, markieren Sie ihn vollständig (Tastenkombination Strg + A), kopieren Sie ihn (Strg + C) und fügen Sie ihn in die Tabelle ein (Strg + V). Jetzt ist der gesamte Text von einer einspaltigen Tabelle umrahmt.

Verkleinern Sie nun die Tabellenbreite auf etwa fünf Zentimeter, indem Sie bei gedrückt gehaltener linker Maustaste den rechten Rand der Tabelle mit der Maus nach links ziehen. Der Text, den Sie zuvor in die Tabelle eingefügt hatten, folgt dieser Verkleinerung und passt automatisch seine Formatierung dieser geringeren, lesefreundlichen Breite an. Während des Lesens behalten Sie den rechten Zeigefinger auf der Bild↓-Taste, damit Sie zum Weiter-Scrollen nicht die Augen vom Text nehmen müssen.

Kreativität – die Kunst des Querdenkens

Der Mensch ist das einzige Tier, das seine Neugier und Lernfähigkeit bis ins hohe Alter beibehält. Das behaupten zumindest die Biologen. Warum fürchten wir dann aber den Altersstarrsinn? Warum treffen wir auf Menschen, die mit 40 schon sagen »Ich verstehe die heutige Jugend nicht mehr« oder »Vor zwanzig Jahren war die Welt noch in Ordnung«? Die Veränderungen eher fürchten als sie zu erhoffen? Wie entsteht der kreative Sinn für Neues?

Überlegen wir: Wie kamen die großen Genies – Künstler, Entdecker, Erfinder – auf ihre originellen Einfälle? Beim ungestörten Träumen in einsamer Abgeschiedenheit? Dann müssten die meisten neuartigen Ideen von Pensionären stammen, denn sie haben die meiste Zeit. In Wahrheit entfaltet sich Kreativität nur dort, wo sie gefordert wird, wo kluge Köpfe dringende Probleme zu lösen haben. Das konnte chronischer

Geldmangel sein wie bei Bach, Mozart oder Beethoven. Der zwang sie, in rascher Folge neue Werke zu komponieren, die ihnen Aufmerksamkeit und Einnahmen verschafften. Oder ein Leben in einer Zeit politischer Wirren und Umbrüche, die Männer wie Voltaire, Goethe oder Sartre in Dichtungen und Theorien zu verstehen versuchten. Galilei, Darwin und Einstein erfuhren, dass neue Beobachtungen mit den alten Theorien nicht mehr zu erklären waren. Sie überlegten sich Auswege aus scheinbar unlösbaren Widersprüchen.

Haben Sie Freude an der Lösung kniffliger Probleme? Erproben Sie Ihre geistige Flexibilität und Ihre Erfindungsgabe an folgenden fünf Aufgaben:

Kreativitätsübungen

A. 20 doppeldeutige Wörter gesucht

Beispiel:
Geldinstitut + Sitzmöbel: Bank

1. Norddeutsche Stadt + unterer Schiffsteil
2. Sinn + stilsicheres Urteil
3. Schnur + Musikgruppe
4. Transportgefährt + schlechte Gewohnheit
5. Wassergefährt + Teil der Kirche
6. Sicherheitsvorrichtung an Fahrzeugen + Stechinsekt
7. Teil der Lampe + Frucht
8. Luftbewegung + Eisenbahn
9. Weiblicher Vorfahr + Teil einer Schraubverbindung
10. Partynachwirkung + Haustier

11. Frisur + kleines Reittier
12. Klavierteile + Fingertätigkeit
13. Teil des Telefons + Radiokonsument
14. Kampffahrzeug + Teil der Schildkröte
15. Geometrische Figur + Verwaltungseinheit
16. Falschgeld + Kopf der Blume
17. Skeletttteil + Drehströmung
18. Nagetier + Peripheriegerät am Computer
19. Regenschutz + Monitor
20. Oberer Zimmerabschnitt + textiler Kälteschutz

(Die Lösungen finden Sie am Ende der Aufgaben, Seite 91 f.)

Finden Sie zehn weitere doppeldeutige Wörter und nennen Sie ihre beiden Bedeutungen!

B. Erfinden Sie Sätze zu Abkürzungen

Nehmen Sie folgende vierbuchstabigen Wörter als Abkürzungen und erfinden Sie für jede Vorgabe mindestens vier weitere Bedeutungen!

Beispiel:

AFFE: Alte Freunde feiern ewig.
Armin fasst fatale Entschlüsse.
Afrika – frühmenschliche Fährten entdeckt.
Anja findet falsche Edelsteine.
Affen fressen Früchte eimerweise.

SOFA: Sortiere ordentlich Fallobst aus
...

…

…

…

NEST: Nach ekligen Sachen tasten

…

…

…

…

MAIS: Manche Arbeit ist super

…

…

…

…

GIFT: Güter in Falt-Tüten

…

…

…

…

LUMP: Lustige Unternehmer machen Pause

…

…

…

…

Erfinden Sie zwei weitere Beispiele für fünfbuchstabige Wörter!

C. Bilden Sie Wortketten

Bilden Sie eine Kette von mindestens zehn und höchstens fünfzehn Zwischengliedern von zusammengesetzten Wörtern vom vorgegebenen Anfangs- bis zum Endwort. (Abwandlungen der Endung aus grammatikalischen Gründen sind erlaubt.)

Beispiel: Auto … reifen

*Auto*fahrt – Fahrtkosten – Kostenpauschale – Pauschalurteil – Urteilskraft – Kraftbrühe – Brühwürfel – Würfelqualle – Quallengift – Giftzahn – Zahnstein – Steinstraße – Straßenprofil – Profil*reifen*

Stamm … baum

Tiger … fell

Schul … stunde

Geigen … kasten

Kreativitäts … übung

D. Suchen Sie sinnvolle Verknüpfungen

Nehmen Sie einen Duden oder ein anderes Wörterbuch.

Tippen Sie blind auf zwei Stellen und schreiben Sie jeweils das erste Haupt-, Tätigkeits- oder Eigenschaftswort unterhalb Ihres Zeigefingers heraus.

Stellen Sie zwischen beiden Wörtern mindestens fünf möglichst unterschiedliche Zusammenhänge her!

Beispiele:
Mond – schlank

1. Spaziergänge bei Vollmond machen schlank.
2. Nach Vollmond wird der Mond immer schlanker.
3. Die Hauptdarstellerin des Filmes »Mondsüchtig« (Cher) war sehr schlank – man stelle sich eine Dicke beim Schlafwandeln auf einem Dach vor!
4. Wer als Tourist oder Astronaut zum Mond will, muss schlank sein. Jedes Kilo Nutzlast ist teuer!
5. Wer ein Mondgesicht hat, ist höchstwahrscheinlich nicht sehr schlank.

Philosophie – Sport

1. Sowohl die Philosophie als auch die Olympischen Spiele haben die alten Griechen erfunden.
2. Sport fördert das Denkvermögen, aber auch die philosophische Gelassenheit.
3. Sport täte Philosophen gut für mehr Realismus ihrer Theorien.
4. Ein Sportler mit philosophischer Haltung lässt sich von keiner Niederlage unterkriegen.
5. Schach ist ein philosophischer Denksport.

E. Phantasiespiel

Stellen Sie sich folgende Situation vor: Sie haben als Tourist an der ostafrikanischen Küste den Piloten einer kleinen Frachtmaschine überredet, Sie zum hundert Kilometer entfernten Nationalpark mitzunehmen. Unterwegs stürzt die Maschine ab. Sie allein überleben. Sie wissen nicht, wo Sie sind. Um Sie herum nur Dschungel. Maschine und Fracht sind zertrümmert – lediglich drei Sachen sind heil geblieben: ein Cello (im Kasten), eine gefüllte Weinflasche und ein leeres Heft. Wie können Sie diese Gegenstände nutzen, um zu überleben und/oder Hilfe herbeizuholen? Finden Sie so viele Varianten wie möglich (mindestens fünf).

Tipp: Diese Aufgabe eignet sich gut als Gruppenspiel. Laden Sie Freunde ein und lassen Sie gemeinsam Ihre Phantasie schweifen. Je ausgefallener und origineller Ihre Lösungen, desto besser.

Auflösungen Aufgabe A:

1. Kiel
2. Geschmack
3. Band
4. Laster
5. Schiff
6. Bremse
7. Birne
8. Zug
9. Mutter
10. Kater
11. Pony
12. Tasten
13. Hörer
14. Panzer
15. Kreis
16. Blüte
17. Wirbel
18. Maus
19. Schirm
20. Decke

Ersinnen, was noch nie da war

Haben Sie diese Aufgaben gelöst und die Herausforderung genossen? Dann besitzen Sie alle Voraussetzungen für ein schöpferisches Leben.

Kreativität ist keine besondere Gabe genialer Naturen, sondern eine Fähigkeit, die jedermann pflegen und ausbauen kann. So paradox es klingen mag – auch die Entdeckung des Neuen folgt altvertrauten Regeln. Kein Genie fängt bei null an und erfindet alles neu. Es verdankt 90 Prozent seinen Vorgängern und Zeitgenossen. Selbst ein Zwerg, der sich auf die Schultern eines Riesen stellt, schaut weiter als dieser.

Um etwas Kreatives leisten zu können, benötigen Sie zwei Talente: eine kreative Einstellung und kreative Methoden.

Kreative Einstellung

Eine kreative Einstellung umfasst folgende drei Tugenden:

1. *Offenheit.* Kurz bevor Einstein seine Arbeiten veröffentlichte, glaubten Physiker, in ihrem Fach wäre schon alles entdeckt. Es lohne nicht mehr, Physik zu studieren. Eine solche Haltung des »Ich weiß schon alles« ist der Tod jeder Kreativität. Für welches Gebiet Sie sich auch interessieren – halten Sie Ausschau nach ungeklärten Fragen und Widersprüchen.
2. *Misstrauen gegenüber Autoritäten.* Viele halten sich an das Sichere, das Überlieferte, die Tradition. Krea-

tive fragen sich: Und wenn die Autorität, der alle vertrauen, nun unrecht hat?

3. *Freude an Rätseln.* Schulen lehren bewährte Lehrsätze. Schüler bekommen gute Zensuren, wenn sie möglichst wörtlich genau das nachbeten, was Lehrer ihnen vorsetzten. Deshalb hatten viele kreative Geister große Probleme in der Schule. Fragen, auf die ihre Lehrer keine Antwort wussten, fanden sie viel spannender als auswendig gelernte Definitionen.

Kreative Methoden

Neues Wissen entdeckten die Genies nicht durch göttliche Eingebung, sondern durch Umformung bekannter Tatsachen in neuartige Erkenntnisse.

Kreativitätsforscher haben sich die Struktur origineller Lösungen der Vergangenheit angesehen. Das Neue entsteht durch Verknüpfung des bereits Existierenden nach bestimmten Regeln. Diese kann jeder lernen und so systematisch seine eigenen kreativen Resultate zusammenbasteln. Auch Sie können kreativ sein – Sie brauchen nur auf Ihre Fähigkeiten und Kenntnisse die folgenden Methoden anzuwenden:

Verkehren Sie die Routine-Lösung in ihr Gegenteil

- Kopernikus ließ nicht mehr die Sonne um die Erde, sondern die Erde um die Sonne kreisen.
- Nach der Schöpfungsgeschichte galten Pflanzen und Tiere als unveränderlich. Als Fossilienfunde diese Annahme infrage stellen, drehten Lamarck und

Darwin den Spieß um und schufen die Evolutionstheorie.
- Lange Zeit glaubte man, Psyche und Bewusstsein seien ein und dasselbe. Bis Sigmund Freud lehrte, der größte Teil unserer seelischen Vorgänge laufe unbewusst ab.

Je selbstverständlicher eine Weisheit ist, desto mehr lohnt es sich nachzudenken, ob an ihrer Umkehrung nicht auch etwas dran sein könnte.

Verbinden Sie zwei bisher unabhängige Bereiche miteinander

Wie lautet Ihre Antwort auf folgende Frage: Wofür können Sie ein Paket Zucker verwenden?

- Um den Kaffee zu süßen? Das ist eine Routine-Lösung.
- Beim Gartenfest als Gewicht, damit die Tischdecke nicht wegfliegt? Schon origineller.
- Als Bestandteil einer ableckbaren Geschmacksskulptur? Bravo! Sie haben eine kreative Regel angewendet. Geschmackssinn und Kunst verbinden sich zu einer neuen, ungewöhnlichen Einheit.

Je weiter die beiden Bereiche auseinanderliegen, je seltsamer ihre Verbindung erscheint, desto kreativer wird die gefundene Lösung.

Einige solcher Querverbindungen wurden inzwischen so oft erfolgreich angewandt, dass sie fast schon wieder wie Routine wirken. Zum Beispiel, wenn Techniker Naturlösungen kopieren. Etwa beim »Lotos-Effekt«: Ingenieure haben erfolgreich die Oberflächenstruktur von Lotosblättern nachgebaut und so erreicht, dass Wasser von Glas und Plastikbezügen abperlt. Und Schulmediziner vertrauen längst nicht mehr nur Operationen und Medikamenten, sondern beziehen auch naturnahe Heilmethoden anderer Kulturen ein.

Wechseln Sie die Perspektive

Neue Möglichkeiten eröffnen sich, wenn wir versuchsweise mal unseren eigenen Blickwinkel verlassen und uns selbst aus der Position anderer betrachten. Welch innerer Monolog mag in unserem Partner, in Freunden und Kollegen ablaufen, wenn sie uns begegnen? Was würde mein Hund, mein Kanarienvogel, die Straßentaube, mein Schreibtisch oder der Aschenbecher meines Autos über sich und mich erzählen? Die Anwendung dieser Kreativitätsmethode ist das tägliche Brot (und Erfolgsgeheimnis) von Schriftstellern.

Verändern Sie den Kontext

Zusammenhang – umgebende Text

Entschweben Sie gedanklich in eine andere Umgebung oder in eine andere Zeit. Stellen Sie sich vor, mit Ihren Kenntnissen und Ihren Gewohnheiten würden Sie in einen antiken Steinbruch, an den römischen Kaiserhof, in einen Harem, in das Raumschiff Enterprise oder in das Land Fantasia versetzt. Was würden Sie erleben? Fremde Orte und Zeiten bieten eine unerschöpfliche Quelle kreativer Einfälle.

Widersetzen Sie sich gezielt dem aktuellen Trend
Wer keine Ideen hat, rennt der gerade aktuellen Mode hinterher. Fragen Sie sich lieber: »Was ist dermaßen out, dass es bald wieder neuartig wirken und in sein könnte?«

Viele als »neu« angepriesenen Einfälle sind in Wahrheit gar nicht neu. Als Kopernikus die Erde um die Sonne kreisen ließ, hatte er eine lange vergessene Idee des alten Griechen Aristarch von Samos wiederbelebt. Ein ganzes Zeitalter, die »Renaissance«, verstand sich als Wiedergeburt antiken Denkens. Und heute? Nach der sexuellen Revolution der sechziger Jahre erlebten wir eine Rückkehr der Werte der fünfziger Jahre wie Familiensinn und Treue. In der Unterhaltungsmusik präsentiert man uns regelmäßig Revivals früherer Jahrzehnte. In der Mode des beginnenden dritten Jahrtausends galt der »Retrolook« als der letzte Schrei.

Auf ein Neues!

Setzen Sie sich alle Vierteljahre neuen Erfahrungen aus. Das ist der sicherste Weg, um Kreativität, geistige Aufgeschlossenheit und Flexibilität zu bewahren:

Lesen Sie ein Buch über ein spannendes Gebiet, über das Sie bislang wenig wissen
Lassen Sie sich in die Geheimnisse von verschlüsselten Botschaften (Kryptologie) einweihen. Nehmen Sie sich

das Werk eines Philosophen vor. Werfen Sie einen Blick in Bücher über Schwarze Löcher, Tiefseefische, Techniken der Werbeprofis oder Riten der Aborigines.

Probieren Sie alle drei Monate eine neue Fertigkeit aus

Auch – oder gerade – wenn Sie sich für unbegabt halten. Achten Sie auf Abwechslung. Nutzen Sie die ganze Bandbreite möglicher Fähigkeiten. Einige Beispiele:

- Vor dem nächsten Urlaub eignen Sie sich Grundkenntnisse der Landessprache an.
- Kochen Sie nach Rezepten einer bislang nicht ausprobierten nationalen Küche: japanisch, thailändisch, tschechisch, Massai …
- Wenn Sie noch nie ein Musikinstrument angefasst haben: Lernen Sie einfache Melodien auf Blockflöte, Mundharmonika oder einem kleinen Keyboard zu spielen. Anleitungen erhalten Sie beim Kauf des Instruments.
- Haben Sie seit Jahren nicht mehr Schach gespielt? Üben Sie einige Eröffnungen und Endspiele nach Anleitung und versuchen Sie dann gegen ein Schachcomputerprogramm zu bestehen.
- Haben Sie zwei linke Hände? Üben Sie Jonglieren. Auch über 70-Jährige können das lernen. Sie brauchen lediglich etwas länger als Kinder, bis sie die Bewegungsmuster beherrschen. Arne May von der Uni Regensburg fand heraus, dass drei Monate Training sogar die Bildung neuer Nervenzellen im Gehirn anregt. Es vergrößert die graue

Substanz in dem Bereich, der Bildinformationen verknüpft. Eine Anleitung finden Sie am Ende dieses Abschnitts.

Wagen Sie einen Trip ins Ungewisse

Statt der üblichen Pauschalreisen buchen Sie im nächsten Urlaub eine Studien- oder Abenteuerreise. Oder Sie suchen Gleichgesinnte für einen Individualtrip ins Ungewisse. Planen Sie nicht alles im Voraus, sondern lassen Sie Raum für Improvisation.

Schließen Sie neue Bekanntschaften

Nutzen Sie Ihre Möglichkeiten, um alle Vierteljahre wenigstens eine Person genauer kennenzulernen. Nicht alle werden sich zu Dauerfreunden entwickeln. Bevorzugen Sie Personen, die abweichende Ansichten vertreten. Sollten Ihre Kontakte in Beruf, Nachbarschaft und Freundeskreis nicht ausreichen – es gibt inzwischen kaum ein Interessensgebiet, dessen Anhänger keine Kontaktforen und Chatrooms im Internet betreiben. Loggen Sie sich ein und bitten Sie um mehr Information. Man wird begeistert versuchen, Ihr Interesse zu wecken.

Jonglieren – eine Kurzanleitung

Beschaffen Sie sich drei Tennisbälle oder andere, zum Werfen geeignete Objekte.

- Fangen Sie mit einem Ball an. Werfen Sie ihn aus der Hüfte bis zur Scheitelhöhe von der linken in die rechte Hand und zurück.

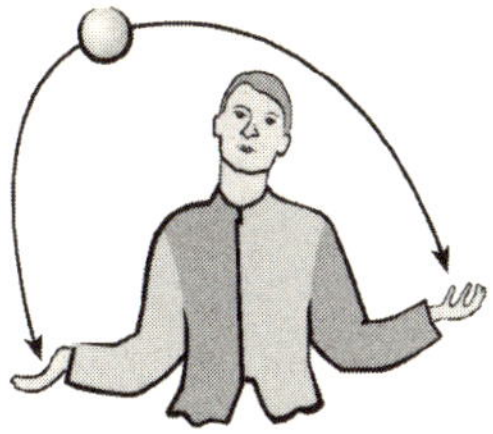

- Sobald Sie das länger als eine Minute durchhalten, ohne den Ball fallen zu lassen, nehmen Sie in jede Hand einen Ball. Werfen Sie den Ball der linken Hand in hohem Bogen nach rechts. Sobald er seinen Scheitelpunkt erreicht hat, werfen Sie den zweiten Ball aus der rechten Hand nach links. Rufen Sie laut »Hoch, hoch, fang, fang«, um nicht durcheinanderzukommen.

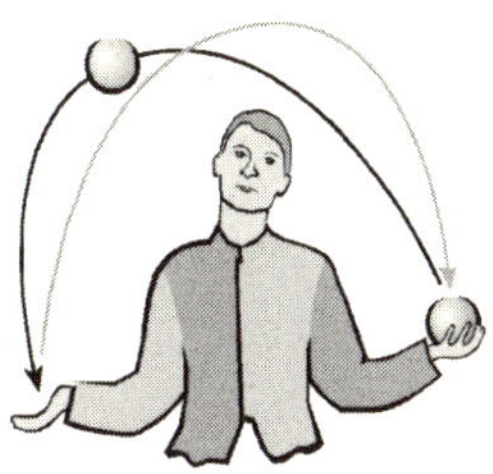

- Nun starten Sie mit drei Bällen. Zwei nehmen Sie in die linke Hand, einen in die rechte. Sie beginnen die Übung wie im vorigen Punkt, werfen aber kurz vor dem Auffangen des von rechts kommenden Balles den zweiten Ball, den die linke Hand noch hält, ebenfalls nach rechts. Kurz, Sie werfen: links – rechts – links und Sie fangen: rechts – links – rechts.

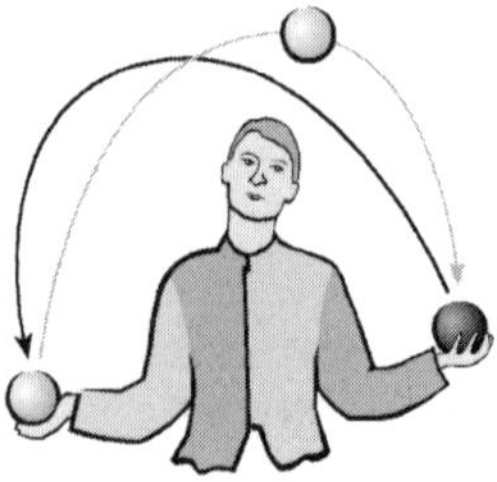

- Um diese einmalige Aktion in ein Dauerjonglieren zu überführen, werfen Sie – kurz bevor Sie den dritten Ball fangen – den Ball, den Sie schon in der rechten Hand gefangen haben, wieder in die linke. Damit haben Sie die Ausgangsposition wieder erreicht. Wenn Sie nun jeden links gefangenen Ball ein zweites Mal nach rechts werfen, verwandeln Sie den einmaligen Ballwechsel in eine Dauerbewegung. Sie können jonglieren!

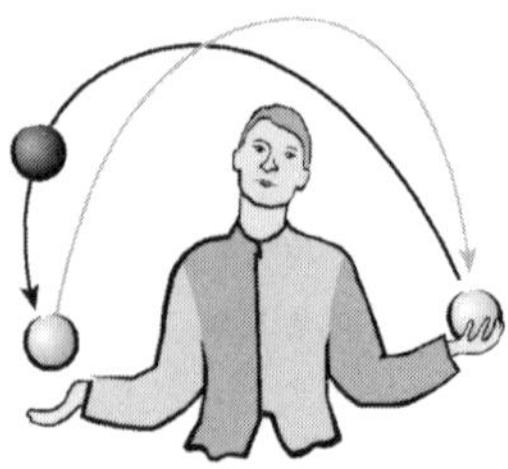

Achten Sie beim Üben auf gleichmäßig hohe Würfe. Fallen die Bälle zu weit nach vorn, so dass Sie ihnen hinterherlaufen müssen, üben Sie vor einer Wand. Fliegt der zweite Ball nicht hoch genug, rufen Sie das zweite »hoch« besonders laut, um Ihre Aufmerksamkeit zu erhöhen.

Ausführlichere Anleitungen finden Sie in speziellen Büchern oder im Internet. Sie können sich das Üben erleichtern, indem Sie zunächst das Tempo drosseln. Zum Beispiel, indem Sie die Bälle über eine schräge Ebene rollen (hängen Sie einfach eine Tür aus und lehnen Sie sie schräg gegen die Wand).

Lassen Sie sich Zeit und werfen Sie nicht vorschnell die Flinte ins Korn. Üben Sie täglich 10 bis 20 Minuten und planen Sie insgesamt ein Vierteljahr Übungszeit ein.

Das Gedächtnis – Sieb oder Speicher?

Patrick Süskind, Autor des Bestsellers »Das Parfüm«, erzählte folgendes Erlebnis: Eines Tages zog er aus seinem Regal ein Buch und fing an zu lesen. Er hatte sofort den Eindruck, einen guten Griff getan zu haben. Er genoss die geschliffene Sprache, die klare Gedankenführung und die neuen Informationen. Kurz, er hielt eines jener Bücher in der Hand, bei deren Lektüre man die Welt um sich vergisst und sich fest liest.

Plötzlich kam er an eine so anregende Stelle, dass seine Hand automatisch zum Bleistift griff, um den Absatz anzustreichen und eine eigenhändige Randbemerkung hinzuzufügen. Doch als er den Stift auf die Seite hielt, um ein »sehr gut!« an den Rand zu schreiben, stand da bereits ein »sehr gut!« – und zwar in seiner eigenen Handschrift.

Wann ein Sieb einem Topf vorzuziehen ist

Wozu war die frühere Lektüre gut gewesen, wenn sie nicht die geringste Spur in seiner Erinnerung hinterlassen hatte? Als Süskind sein Erlebnis veröffentlichte, war er 37. Das Alter konnte wahrlich nicht schuld sein an dem Erinnerungsschwund!

Wer war nicht schon überzeugt, eine spannende Neuigkeit nie wieder zu vergessen – und bereits nach zwei Wochen marterte er sein Gehirn vergeblich. Alles, was übriggeblieben war, war eine vage Ahnung, dass es sich um etwas Wichtiges gehandelt hatte.

Sicher, das Vergessen hat auch sein Gutes. Wenn Ihnen alle Details Ihres Lebens und die Millionen von nutzlosen Informationen, die an Ihnen vorbeirauschten, ständig vor Augen stünden – Sie wären unfähig, die Gegenwart zu genießen und aus der Fülle der Erinnerungen jene herauszufiltern, die Sie gerade brauchten. Es wäre doch schrecklich, wenn alle Peinlichkeiten und jeder Liebeskummer vergangener Jahre Ihnen noch immer auf der Seele brennen würden!

Nicht das Vergessen ist ärgerlich, sondern dass wir so wenig Einfluss darauf haben. Warum bleibt manches Ärgernis in Ihrem Gedächtnis, vieles Nützliche will Ihnen aber partout nicht mehr einfallen? Es wäre doch toll, wenn das Gedächtnis wie eine gut aufgeräumte Bibliothek funktionieren würde! Dort liest man ja auch nicht alle Bücher gleichzeitig, sondern nur eins – aber das gewünschte und nicht ein Zufallsexemplar, das einem beim Stöbern gerade vor die Füße fällt.

Und genau das ist möglich. Ihr Erinnerungsvermögen ist nur so gut wie Ihre Methode des Einprägens. Merken Sie sich Informationen im Vorbeigehen, zufällig und unsystematisch, werden Sie sich auch nur bei Gelegenheit, zufällig und ohne System erinnern. Wie in einer Bücherei benötigen Sie auch für Ihr Gedächtnis eine Art Stichwortkatalog, in dem Sie jederzeit nachschlagen und jede gewünschte Information im Nu wiederfinden können. Ohne Systematik kann wie bei Süskind sogar die Erinnerung an die Lektüre ganzer Bücher verloren gehen.

Ich besitze zufällig einen solchen inneren Katalog für meine Englischkenntnisse. Der Schulunterricht war eher mäßig, aber als Teenager spielte ich Gitarre und lernte viele englische Songs auswendig. Einige Texte von Bob Dylan, Paul Simon oder Leonard Cohen besitzen einen anspruchsvollen, abwechslungsreichen Wortschatz. Wenn ich heute eine bestimmte Vokabel brauche, überlege ich nur, in welchem Liedtext sie vorgekommen sein mag – und schon erinnere ich mich wieder. Das klappt, obwohl ich von den meisten Texten nur noch Bruchstücke wiedergeben kann.

Eine ähnliche Methode wendete ich später an, um Französisch zu lernen. Statt rund 3000 Vokabeln lernte ich die 21 Texte aus zwei Lehrbüchern, in denen alle Vokabeln vorkamen, auswendig. Zwar ist es zunächst etwas mühseliger, ganze Sätze zu lernen statt einzelner Wörter. Dafür sinkt der Wiederholungsaufwand. Der Inhalt der Texte stellt alle Wörter in einen sinnvollen Zusammenhang, den man sehr leicht behält. Ich habe von den 3000 Vokabeln bis heute nicht eine vergessen. Ich brauche mir nur zu überlegen: In welchem Zusammenhang tauchte das Wort in meinen Texten auf?

Inzwischen habe ich bereits für Verlage Bücher aus dem Französischen und Englischen übersetzt, obwohl ich Autodidakt ohne besonderes Sprachtalent bin. Meine Ganze-Sätze-Methode erleichterte mir nicht nur, mir Vokabeln zu merken. Dank der vielen Beispielsätze, die ich im Kopf hatte, wusste ich sofort, wie die Grammatik anzuwenden war, und entwickelte ein Sprachgefühl.

Isolierte Informationen sind schwer zu behalten

Ihre Erinnerungsfähigkeit ist also so gut wie Ihr inneres Ordnungssystem. Nun sind die meisten Mitteilungen nicht von vornherein so sinnvoll miteinander verknüpft, wie es bei einer Fremdsprache der Fall ist. Meist stürmen im Alltag lauter isolierte Informationsbruchstücke auf uns ein. Das könnten innerhalb einer Stunde zum Beispiel folgende fünf Dinge sein, die Sie nicht vergessen wollen:

1. Auf dem Heimweg unbedingt einen Kontoauszug von der Bank holen – Sie haben gerade Ihren Bescheid über eine Steuernachzahlung erhalten und wollen wissen, wie viel Geld Sie flüssig haben.
2. Im Radio hörten Sie, woher die berühmte Zigarre »Montecristo« ihren Namen hat. Um die Arbeitsmoral der Zigarrendreherinnen zu heben, leisten sich die kubanischen Manufakturen eine Vorleserin. Sie liest den Arbeiterinnen während ihrer eintönigen Tätigkeit aus spannenden Romanen vor. Dumas' »Graf von Monte Christo« kam so gut an, dass die dabei gedrehten Zigarren nach dem Roman benannt wurden. Sie wollen sich die Ge-

schichte merken, um sie demnächst Ihrem Chef als scherzhaften Verbesserungsvorschlag zu unterbreiten.

3. Sie finden eine Nachricht Ihrer Mutter auf Ihrem Anrufbeantworter und möchten am Abend zurückrufen. Das wollen Sie auf keinen Fall vergessen, um sie nicht unnötig aufzuregen.
4. Sie hatten Ihrer Kollegin erzählt, dass Sie das Buch besitzen, nach dem die Serie »Sex and the City« gedreht wurde. Sie möchte es unbedingt lesen und Sie wollen Ihr Versprechen, es ihr morgen mitzubringen, keinesfalls vergessen.
5. Diese Kollegin erzählt Ihnen einen Witz, den Sie gern in Ihr Smalltalk-Repertoire aufnehmen wollen: Ein Fahrer hört im Autoradio: »Achtung! Auf der A1 kommt Ihnen in Richtung Hamburg ein Geisterfahrer entgegen.« – Der Fahrer schimpft: »Einer? Hunderte!«

Da Sie am Tag etwa sechzehn Stunden lang Eindrücke von außen aufnehmen, kommen da schnell fünfzig oder hundert Fakten zusammen. Das macht im Monat rund 2000 isolierte Informationen, mehr als 20000 im Jahr. Kein Wunder, dass unser Gedächtnis die meisten davon nicht wiederfindet!

Mit dem Alter wächst die Menge der Eindrücke, die wir empfangen haben, und damit die Vergesslichkeit. Als 50-Jähriger eine bestimmte Erinnerung unter einer Million Erinnerungen wiederzufinden ist nun mal schwieriger als unter einem Fünftel dieser Menge im Alter von 10 Jahren.

Doch es gibt einen Ausweg: Merken mit System! Das Gedächtnis ist kein Eimer, der irgendwann voll ist. Im Gegenteil, je mehr man hineinfüllt, desto mehr passt noch hinein. Jede neu verknüpfte Information bildet einen Ausgangspunkt für viele weitere Verknüpfungen. Wer zum Beispiel mehrere Sprachen beherrscht, kann sich jede neue Sprache besser merken. Die achte Sprache lernt man leichter als die erste – das Fassungsvermögen der Sprachzentren im Gehirn scheint unbegrenzt.

Während es Jugendlichen leichter fällt, mechanisch zu lernen – beim Einprägen sinnloser Silben sind sie Spitze –, können Ältere sich Zusammenhänge besser merken. Sie haben im Laufe ihres Lebens schon viele Fakten angesammelt und in ihrem Kopf miteinander verwoben. Neues, was sich zu diesem Gedankennetz in Beziehung setzen lässt, bleibt hängen. Das Gehirn legt das Wissen grundsätzlich dort ab, wo es erlernt wurde – also liegt »Messer« in der Nähe von »Küche« und nicht von »Besteck«.

Eine isolierte Mitteilung, die in kein Muster passt, rutscht durch die Maschen und geht verloren. Aus diesem Grund tun sich Erwachsene schwer damit, etwas völlig Neues zu lernen. Es fehlt an Anknüpfungspunkten. Andererseits kennen wir eine Reihe von Gedächtniskünstlern, die sich in wenigen Minuten eine unglaubliche Fülle an sinnlosen Dingen (einzelne Worte, Namen von Unbekannten und Zahlen) einprägen können. Sie besitzen kein besseres Gehirn als Sie und ich. Das Geheimnis ihres Erfolges ist ihre Methode. Sie haben ein künstliches Gedankennetz geknüpft. In ihm bleibt alles hängen, was sie als merkenswert erachten. Und das können auch Sie.

Testen Sie Ihr Gedächtnis!

Sie finden auf den nächsten Seiten fünf Aufgaben, wie Sie jedem von uns im Alltag begegnen. Testen Sie, bevor Sie weiterlesen, Ihre Merkfähigkeit. Prägen Sie sich zunächst hintereinander die Begriffe aller fünf folgenden Aufgaben ein. Erst danach machen Sie sich an die Auswertung und überprüfen, was Sie aus allen fünf Aufgaben behalten haben.

1. Sie wollen in der Drogerie und anschließend im Lebensmittelgeschäft einkaufen. Dafür haben Sie zwei Einkaufslisten angefertigt. Prägen Sie sich beide Listen ein. Zeit: maximal zwei Minuten.

Drogerie: Duschbad
Zigaretten
Papiertaschentücher
Deospray
Rasierklingen
Weichspüler
Servietten

Lebensmittel: Kräuterquark
4 Äpfel
1 Bund Möhren
6 Eier

Milch
2 Flaschen Mineralwasser
1 Tüte Kartoffelchips

2. Prägen Sie sich folgende 10 Kombinationen zweier Begriffe so ein, dass sie später, wenn Sie einen der Begriffe hören, den zugehörigen zweiten nennen können. Zeit: maximal drei Minuten.

Blumenvase – Schere
Tomate – Bierflasche
Schallplatte – Frosch
Schlosser – Auto
Lineal – Tür
Geige – Indianer
Schiff – Müsli
Pfanne – Fernsehturm
Kino – Stuhl
Straßenlaterne – Buch

3. Es ist Freitag. Nach Ihrer Arbeit wollen Sie auf dem Nachhauseweg fünf Dinge erledigen, die Sie sich innerhalb einer Minute einprägen. Hoffentlich werden Sie bis dahin keines davon vergessen:

- Im Personalbüro vorbeigehen und die neue Lohnsteuerkarte abgeben.
- Ihre Mutter anrufen und sie für den Sonntagnachmittag einladen.
- Den Lottoschein abgeben.
- Die neue Fernsehzeitung kaufen.
- Tanken für den Ausflug am Samstag.

4. Auf der Party am Abend stellt Ihnen der Gastgeber nacheinander fünf Personen vor. Prägen Sie sich die Informationen gut ein. Sie haben für jede eine Minute Zeit.

- »Sonja Bergheim arbeitet in der Werbebranche als Designerin. Sie kommt gerade von einem dreijährigen Einsatz aus Hongkong zurück und übernimmt jetzt einen Großauftrag für die neue Siemenswerbung.«
- »Doktor Robert Müller hat eine Zahnarztpraxis in der Südstadt eröffnet. Sein Spezialgebiet ist die Kieferchirurgie. Er ist ein begeisterter Hobbymusiker. Er zupft den Bass in einer Bluesband, die er noch während seiner Studentenzeit gegründet hat. Sie besteht seit zwanzig Jahren.«
- »Katrin Hummel ist Kinderkrankenschwester, aber eigentlich träumt sie von einer eigenen Pferdezucht. Seit letztem Jahr betreut sie Kinder beim therapeutischen Reiten.«
- »Renée Volkert stammt aus Frankreich. Sie hat nach Deutschland geheiratet und betreibt mit ihrem Mann eine Weinhandlung. Wie Sie sich denken können, hat sie die besten Beziehungen zu den Herstellern.«
- »Wolfgang Krafft interessiert sich wie Sie für geistige Fitness. Bis vor Kurzem konnte man ihn als Zauberer für Partys buchen, aber nun tritt er als Gedächtniskünstler auf. Er wird uns nachher noch eine Kostprobe seines Könnens geben.«

5. Sie haben auf der Party drei attraktive Personen des anderen Geschlechtes kennengelernt. Alle drei haben Ihnen beim Smalltalk ihre Telefonnummer ver-

raten, aber Sie hatten keine Gelegenheit, sie sofort aufzuschreiben. Es bleibt Ihnen nichts weiter übrig, als sich auf Ihr Gedächtnis zu verlassen. Zeit: eine Minute.

Conny:	5137386
Chris:	9974109
Alex:	4660215

Nennen Sie nun Ihre Lösungen!

Beantworten Sie zu den Aufgaben folgende Fragen. Ob Ihre Lösungen richtig waren, überprüfen Sie erst, wenn Sie die Antworten zu allen fünf Aufgaben aufgeschrieben haben.

zu 1: Zählen Sie auf, welche sieben Dinge Sie in der Drogerie und welche Sie im Lebensmittelgeschäft kaufen wollten.

zu 2: Nennen Sie zu den 10 folgenden Begriffen den zugehörigen Zweitbegriff:

Schere
Tomate
Schallplatte
Schlosser
Tür
Indianer
Schiff
Fernsehturm
Stuhl
Straßenlaterne

zu 3: Es ist Freitagnachmittag. Welche fünf Dinge wollen Sie jetzt, nach Ihrer Arbeit, erledigen? Zählen Sie sie auf.

zu 4: Erinnern Sie sich? Auf der Party wurden Ihnen folgende fünf Personen vorgestellt:

Frau Bergheim
Frau Hummel
Herr Krafft
Herr Müller
Frau Volkert

Beantworten Sie zu ihnen folgende Fragen:

A. Welche Person hatte einen französischen Vornamen? Wie lautet er?
B. Wer von den fünfen trägt einen Doktortitel?
C. Wer geht seit zwanzig Jahren demselben Hobby nach? Welches Hobby ist es?
D. Wer hat in welchem Beruf wie lange in Hongkong gearbeitet?
E. Eine Person ist verheiratet. Als was arbeitet der Ehepartner?

Zu 5: Welche Telefonnummern haben Conny, Chris und Alex?

Auswertung:
Vergleichen Sie nun Ihre Lösungen mit den Vorgaben. Um Ihre Resultate zu bewerten, geben Sie sich Punkte nach folgendem Schema:

Aufgabe 1

Für jeden richtig erinnerten Gegenstand Ihrer Einkaufsliste geben Sie sich einen Punkt. Für jeden falschen Gegenstand, den Sie einkauften, obwohl er gar nicht auf der Liste stand, ziehen Sie einen Punkt ab.

Aufgabe 2

Für jeden richtig zugeordneten Zweitbegriff gibt es einen Punkt. Jede falsche oder nicht gewusste Ergänzung bringt null Punkte.

Aufgabe 3

Jede richtig gemerkte Erledigung ist zwei Punkte wert. Vergessene entsprechen null Punkten, falsche Erledigungen ergeben einen Punkt Abzug.

Aufgabe 4

Für folgende richtige Antworten geben Sie sich die daneben stehenden Punktzahlen:

A. Frau Volkert: 2 Punkte; Renée: 1 Punkt
B. Herr Müller: 2 Punkte
C. Herr Müller: 2 Punkte; Bass spielen in einer Bluesband: 1 Punkt
D. Frau Bergheim: 2 Punkte; Designerin: 1 Punkt; drei Jahre: 1 Punkt
E. Frau Volkert: 2 Punkte; Betreiber einer Weinhandlung: 1 Punkt

Aufgabe 5

Für jede richtig gemerkte Telefonnummer gibt es drei Punkte.

Zählen Sie nun Ihre Punkte aus allen fünf Aufgaben zusammen.

Bis 20 Punkte:
Gratulation! Dieses Buch ist genau das, was Sie brauchen. Ihre Gedächtniskapazität ist begrenzt, aber mit den Techniken, die Sie auf den nächsten Seiten kennenlernen, werden Sie binnen Kurzem in der Lage sein, in diesem Test mehr als 50 Punkte zu erreichen. Ihr Potenzial der Leistungssteigerung ist also besonders hoch.

21 bis 40 Punkte:
Gute Leistung! Mit Ihrem Gedächtnis ist alles in Ordnung. Ihre Merkfähigkeit liegt im Normbereich. Die besten Voraussetzungen, um mithilfe der Tipps und Tricks dieses Buches ein Spitzengedächtnis zu entwickeln!

Über 40 Punkte:
Hervorragend! Sie verfügen bereits über ein geübtes Gedächtnis und einige Methoden für ein zuverlässiges Einprägen. Möglicherweise kennen Sie bereits einige der nachfolgend vorgestellten Techniken. Wenn Sie sie systematisch anwenden und sich an die Methoden für Fortgeschrittene wagen, haben Sie das Zeug zum Gedächtniskünstler.

Die Gedächtnistricks der Profis

Harry Houdini, der berühmteste Entfesselungskünstler aller Zeiten, reiste in jungen Jahren mit seiner Frau Bess als Wanderartist durch die Lande. Er verblüffte sein Publikum unter anderem als Gedankenleser. Seine Frau ließ sich von einem Zuschauer einen Dollarschein geben. Sie blickte auf die Seriennummer und forderte ihren Mann auf der Bühne auf, die Ziffern zu erraten: Sie rief ihm zu: »Sag rasch die Nummer, Gedankenleser! Nun schau in dein Herz und antworte, ich flehe dich an. Schnell sprich! Bitte! Erzähle! Erzähle es uns!«

Noch während sie diese Worte rief, zählte Houdini wie aus tiefer Versenkung die Ziffern auf: 3 – 8 – 4 – 9 – 2 – 1 – 0 – 7 – 6 – 5 – 5.

Natürlich fand keine Gedankenübertragung statt. Die Ziffern las Houdini vielmehr aus dem Aufruf seiner Frau heraus. Beide benutzten folgenden Code:

1 flehe
2 antworte
3 sage
4 nun
5 erzähle
6 bitte
7 sprich
8 rasch
9 schau
0 schnell

Diese zehn Wörter ergaben in beliebiger Reihenfolge stets eine Aufforderung zu antworten. Mit ihnen konnten die beiden Houdinis jede Ziffernfolge verschlüsseln.

Diese Methode eignet sich nicht nur für den geheimen Austausch von Mitteilungen, sondern auch als Gedächtnisstütze nach dem Prinzip der Eselsbrücke: Man nutzt eine vertraute Information, um neue, nicht vertraute Gedächtnisinhalte rasch mit ihr zu assoziieren und so zu behalten. Die Houdinis hatten dafür eine Tabelle perfekt auswendig lernen und sicher eine Weile üben müssen, damit die Übersetzung »sitzt«. Doch da sie diese Nummer jeden Abend vorführten und mit ihr Geld verdienten, lohnte sich die Mühe.

Es geht jedoch auch ohne Extraaufwand. Einige Methoden benötigen nicht einmal eine Vorbereitung. Sie können aus dem Stand Ihre Gedächtnisleistung vervielfachen.

Gedächtnis heißt, Verbindungen knüpfen

Unser Gedächtnis besitzt einen entscheidenden Mangel. Wir können uns abstrakte Informationen – Zahlen, Fremdwörter, Definitionen – nur schlecht einprägen. Unser Gehirn entstand in Anpassung an die Lebensbedingungen eines Urzeitjägers, der sensibel auf optische Hinweise (Fußspuren, abgeknickte Zweige) und Geräusche reagierte. Wir merken uns daher sinnliche Eindrücke besonders gut. Wer über ein perfektes Gedächtnis verfügt, übersetzt deshalb Abstraktes immer in sinnliche Bilder – je ungewöhnlicher, desto besser. Diese bleiben im Gedächtnis wie von allein haften.

Von der Überlegenheit des bildlichen Einprägens können Sie sich sehr schnell selbst überzeugen, und zwar mit einer kleinen Aufgabe, die ich in dem Buch »Alles ist möglich« von Jürgen Höller entdeckte. Lesen Sie die folgenden drei Sätze, klappen Sie das Buch zu und versuchen Sie dann, diese aus dem Kopf zu wiederholen:

Zweibein sitzt auf Dreibein und isst Einbein. Da kommt Vierbein zu Zweibein und nimmt Einbein weg. Nun nimmt Zweibein Dreibein und wirft es nach Vierbein.

Wenn Sie das auf Anhieb gepackt haben, können Sie dieses Buch wegwerfen. Dann gehören Sie zu dem einen Prozent der Bevölkerung, die bereits über ein Superhirn verfügen. Wenn nicht, geht es Ihnen wie mir. Sie scheitern, weil Sie sich unter der Geschichte nichts Konkretes vorstellen können. Doch das ändert sich sofort, wenn Sie folgende Erläuterung lesen:

- Einbein = eine Schweinshaxe
- Zweibein = ein Mensch
- Dreibein = der Hocker, auf dem der Mensch sitzt
- Vierbein = ein Hund

Nun lesen Sie die Geschichte noch einmal, und Sie werden keine Probleme haben, Sie aus dem Kopf zu wiederholen.

Die vier Gedächtnismethoden, die ich Ihnen nun vorstelle, nutzen auf verschiedene Weise die Stärke des anschaulichen Einprägens.

Die Orientierungspunkte-Methode

Um sich seine Reden einzuprägen, die er im römischen Senat auswendig vortragen wollte, nutzte der Römer Cicero folgende Variante dieser Assoziationsmethode:

Während er am Vorabend seinen Text memorierte, wanderte er durch die Räume seines Hauses. Am nächsten Tag im Senat sah er sich dann wieder im Geiste von Zimmer zu Zimmer schreiten – und erinnerte sich dabei Punkt für Punkt an die einzelnen Argumente seiner Rede, die er nun in der richtigen Reihenfolge (und ohne einen Punkt zu vergessen) vortrug. Jedes Zimmer seiner Villa verband er in seiner Phantasie mit einem Abschnitt seiner Rede.

Diese Eselsbrücke musste Cicero nicht üben. Denn die Zimmer seiner Villa kannte er sowieso. Und wer sich keine Villa mit einem Dutzend Räumen leisten kann? Der nutzt Ersatzstrecken, zum Beispiel:

1. vertraute Wege Ihrer Umgebung, wie die Strecke von der Wohnung zum Supermarkt;
2. einen Rundweg durch das Wohnzimmer: Tür, Sessel, Sofa, Tisch, Wandbild, Hi-Fi-Anlage, Fernseher, Bücherregal, Fenster, Stehlampe, Blumenbank …;
3. den eigenen Körper: Scheitel, Augen, Nase, Mund, Kinn, Hals, Schulter, Achselhöhle, Brust, Bauchnabel …

Ciceros Methode ist für jede aufzählbare Informationsmenge geeignet: Einkaufslisten, Ihr Witzerepertoire, Termine, Anekdoten, Fakten zu einem bestimmten Gebiet und so weiter. Sie benötigen lediglich zwei Voraussetzungen:

1. eine Strecke, deren Orientierungspunkte Ihnen genau und in fester Reihenfolge vor Augen stehen;

2. die Fähigkeit, sich die zu merkende Information in plastischen Bildern vorzustellen.

Probieren Sie es aus! Nehmen wir an, Sie wollen folgende Dinge im Supermarkt einkaufen:

1.
1 Kilo Tomaten

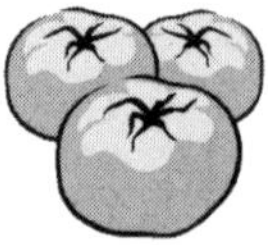

2.
1 Broccoli

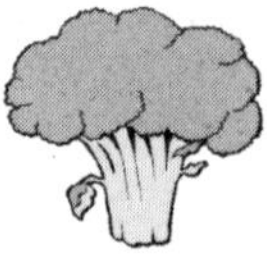

3.
1 Kasten Bier

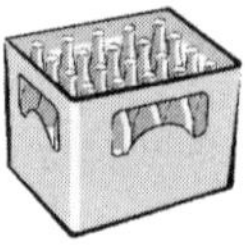

4.
1 Tetrapack Apfelsaft

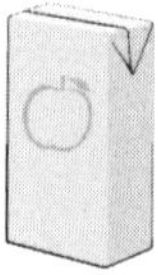

5.
1 Brot

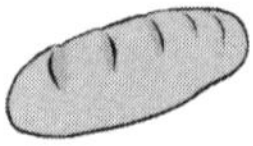

6.
1 Stück Butter

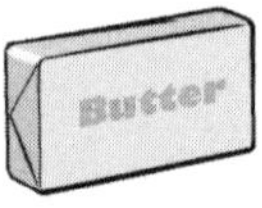

7.
Salami

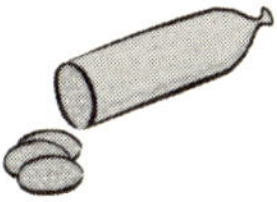

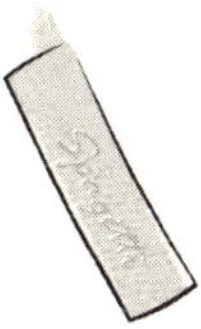

8.
1 Packung Spaghetti

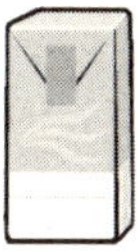

9.
1 Packung Tempotaschentücher

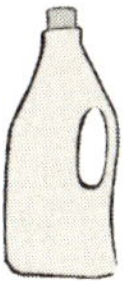

10.
1 Plastikflasche Weichspüler

Schließen Sie einen Moment die Augen und stellen Sie sich vor, wie Sie diese zehn Objekte an zehn Orientierungspunkten Ihres Wohnzimmers abstellen. In meinem Beispiel (siehe vorige Seite) wären das:

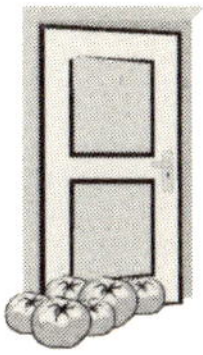

1.
Die Tomaten verstreuen
Sie vor Ihrer Tür.

2.
Den Broccoli legen Sie
auf den Sessel.

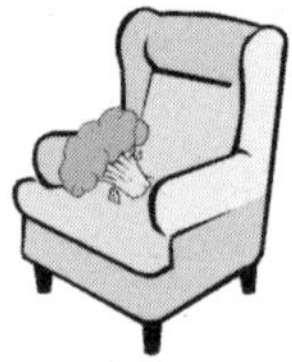

3.
Die Kiste Bier kommt
aufs Sofa.

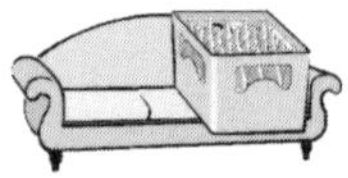

4.
Den Apfelsaft stellen Sie
auf den Tisch.

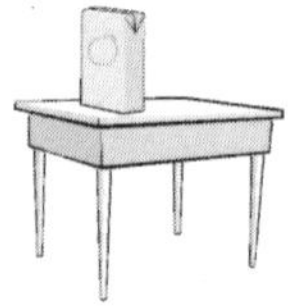

5.
Das Brot hängen Sie in der Tüte
vor Ihr Wandbild.

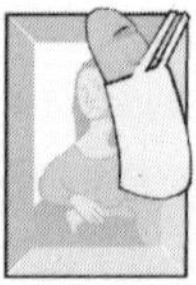

6.
Die Butter liegt geöffnet auf
Ihrer Hi-Fi-Anlage und fängt
schon an zu schmelzen.

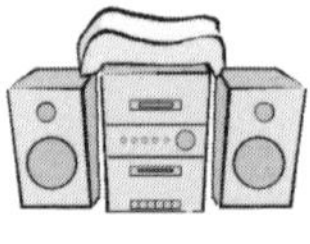

7.
Die Salami verdeckt den
Bildschirm Ihres Fernsehers.

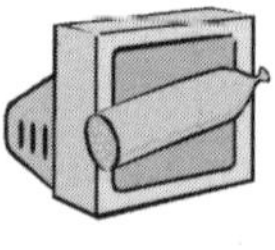

8.
Die Spaghetti stehen
im Bücherregal.

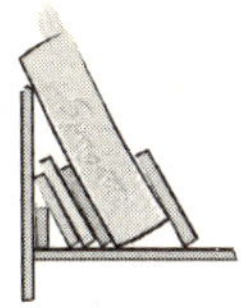

9.
Die Papiertaschentücher hängen
entfaltet vor Ihrem Fenster.

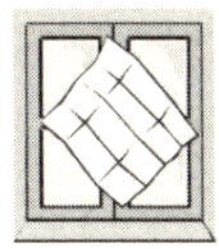

10.
Der Weichspüler leuchtet anstelle
der Glühbirne in Ihrer Stehlampe.

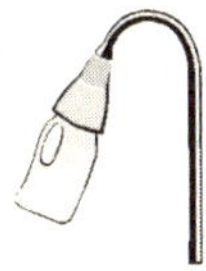

Stellen Sie sich diese Bilder für etwa drei Sekunden farbig und im Detail vor.

Danach können Sie sich anderen Beschäftigungen widmen: weiter in diesem Buch lesen, spazieren gehen, Essen zubereiten … Nach einigen Stunden gehen Sie in Ihrer bildhaften Phantasie noch einmal Ihr Wohnzimmer durch. Verweilen Sie kurz bei jedem Orientierungspunkt: Welche Objekte der 10-Punkte-Einkaufsliste fallen Ihnen wieder ein?

Studien bewiesen, dass sich selbst Ungeübte auf Anhieb an wenigstens neun von zehn Gegenständen erinnern. Als Gedächtnis-Weltrekordler Gunther Karsten diese Methode Verona Feldbusch während Günther Jauchs »Grips Show« (Januar 2002) beibrachte, konnte sie nach einmaligem Hören 17 von 20 teilweise schwierigen Begriffen behalten und in der richtigen Reihenfolge wiedergeben.

Wenn Sie sich aber abstrakte Dinge zu merken haben? Zum Beispiel die Gliederungspunkte einer Rede? Dann ersinnen Sie für jedes Wort ein bildhaftes Symbol, das Sie mit Ihrer Phantasie-Route durch das Wohnzimmer verbinden. Einige Beispiele:

- Umsatzsteigerung: Ein ansteigender Berg von Münzen liegt vor Ihrer Tür und versperrt den Ausgang.
- Problem Wirtschaftskrise: Ihr Sessel ist völlig zerschlissen, Sie sitzen darin sorgenvoll in ärmlicher Kleidung.
- Vorbild USA: Die Freiheitsstatue schaut groß und mächtig von Ihrem Sofa.
- Kosten einsparen: Auf Ihrem Tisch liegt ein durchgestrichener Scheck Ihrer Bank.

Wenn Sie Ihre zwanzig Lieblingswitze immer parat haben wollen, gehen Sie ebenso vor. Sie ersinnen ein Bild für die Hauptsituation jedes Witzes und verbinden es mit je einem Punkt Ihrer Phantasie-Route. Dieses kombinierte Bild prägen Sie sich ein.

Stellen Sie sich ab heute jede behaltenswerte Information immer als Bild vor. Allein diese Gewohnheit wird die Leistung Ihres Gedächtnisses verdoppeln. Dieses bildliche Vorstellen kommt sogar mit fehlerhafter Information zurecht. Das verrät die ursprüngliche Bedeutung des Wortes »Eselsbrücke«. Es entstammt dem Volksglauben, dass Esel nicht über eine schadhafte Brücke gehen, durch deren Planken sie am Boden das Flusswasser erblicken können. Dem Gedächtnis dagegen machen schadhafte Brücken – hinkende Vergleiche, merkwürdige Assoziationen – nichts aus. Im Gegenteil, alles Außergewöhnliche bleibt besonders gut hängen. Darauf weist schon die Doppelbedeutung des Wortes »merkwürdig« (1. seltsam, 2. würdig, gemerkt zu werden) hin.

Der Kabarettist Dieter Nuhr schilderte folgendes Beispiel. Wenn er auf seinen Taschencomputer mit Handschriftenerkennung schreibt »Bernd anrufen!«, interpretiert das System den Eintrag vielleicht als »Buenos Aires«. Trotzdem, wenn er am nächsten Tag draufschaut und »Buenos Aires« liest, erinnert er sich sofort: »Mensch, du wolltest ja Bernd anrufen!«

Die Zahlenbild-Methode

Haben Sie schon mal einen Gedächtniskünstler in Aktion erlebt? Vor Jahren sah ich einmal die Standardnummer im Fernsehen. Der Mann ließ sich aus dem Publikum nacheinander zwanzig Begriffe zurufen. Der Moderator schrieb sie – nummeriert von eins bis zwanzig – auf eine Tafel. Dann wurde die Tafel umgedreht. Der Künstler zählte nun die zwanzig Wörter in der richtigen Reihenfolge auf, erst von eins bis zwanzig und dann rückwärts von zwanzig bis eins. Am Ende durften ihm die Leute durcheinander eine Nummer zurufen und er nannte sofort den zugehörigen Begriff.

Wenn Sie diese Aufgabe bewältigen wollen, brauchen Sie auf Ihrer Merkstrecke nicht nur 20 Orientierungspunkte. Sie müssen auch Ihre jeweilige Nummer parat haben. Wenn Sie ohne lange nachzudenken den sechsten Posten Ihrer Einkaufsliste von Seite 120 nennen sollen – können Sie das, ohne noch einmal in der Phantasie Ihre komplette Route, angefangen von den Tomaten vor der Tür, abzulaufen? Sie haben zwei Möglichkeiten:

1. Sie merken sich die Ordnungsnummer Ihrer Orientierungspunkte. Da es sich bei der Nummerierung um eine abstrakte Information handelt, müssen Sie sie stur auswendig lernen und öfter wiederholen – bis Sie eines Tages wie aus der Pistole geschossen sagen können: »Nummer sechs? Das ist die Hi-Fi-Anlage, also die Butter, die ich auf den Entlüftungsschlitzen schmelzen sehe.«
2. Oder Sie ersparen sich die Paukerei und nutzen die Zahlenbild-Methode. Denn wie jede abstrakte Information lassen sich auch Zahlen in sinnliche Bilder übersetzen.

Hier meine Liste von Symbolen für die Ziffern eins bis neun und null:

1 Kerze

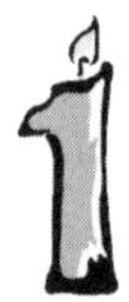

2 (Liebes-) Paar

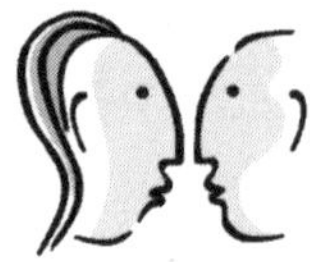

3 Neptuns Dreizack

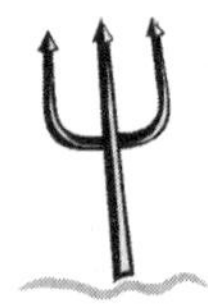

4 Kreuz

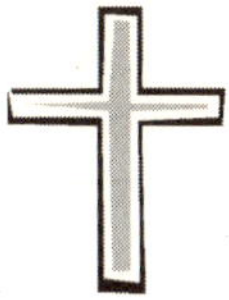

5 fünf Finger

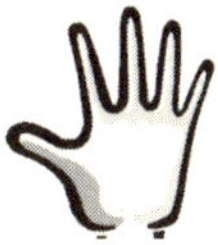

6 Gitarre (sechs Saiten)

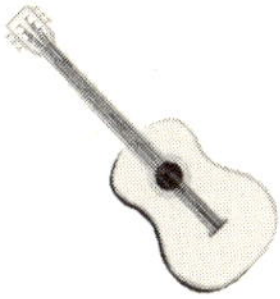

7 Ziege (aus »Der Wolf und die sieben Geißlein«)

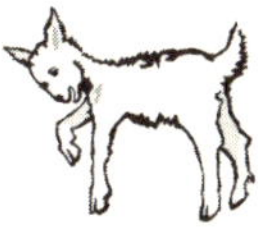

8 Sanduhr

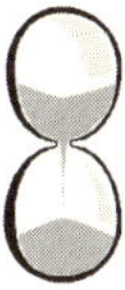

9 Kegel (alle Neune)

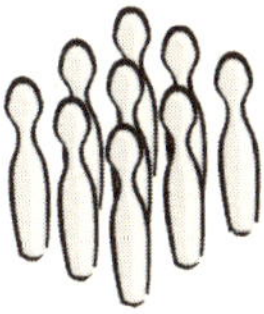

0 Vollmond

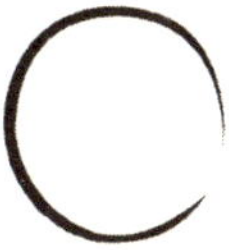

Wenn Sie sich Listen einprägen, dient das Bild der Null (Vollmond) zugleich als Symbol für die Nummer 10.

Wählen Sie auf jeden Fall das Bild, das Sie am ehesten an die jeweilige Ziffer erinnert. Da ich Gitarre spiele, denke ich bei der 6 sofort an die sechs Saiten des Instruments. Sie erinnern sich bei der 6 möglicherweise zuerst an einen Würfel (höchste Augenzahl Sechs), einen Lottoschein (sechs Richtige) oder das Bild eines Geschlechtsorgans (Sex) – anrüchige Assoziationen merkt sich der Kopf übrigens besonders gut. Jedes Bild ist möglich. Hauptsache, es erfüllt seinen Zweck als unverwechselbare Gedächtnisstütze.

Die Anwendung ist die gleiche wie bei der Methode mit den Orientierungspunkten. Sie verbinden zehn Punkte Ihrer Einkaufsliste – oder anderer Informationsmengen – mit den zehn Zahlenbildern und stellen sich die kombinierten Bilder möglichst plastisch vor:

Ein Haufen Tomaten,
in denen eine Kerze steckt.

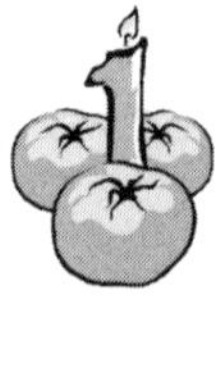

Ein Liebespaar, das statt der
Gesichter Broccoliköpfe hat.

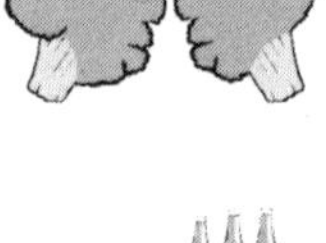

Auf jeder Spitze von Neptuns
Dreizack steckt eine Flasche Bier.

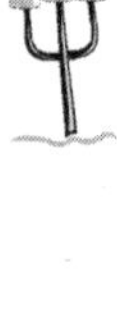

Vier Packungen Apfelsaft
bilden ein Kreuz.

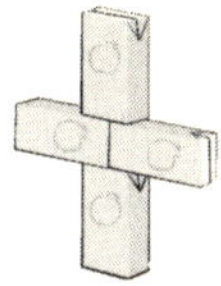

Die Hand bohrt alle
fünf Finger tief in ein frisches
Brot hinein.

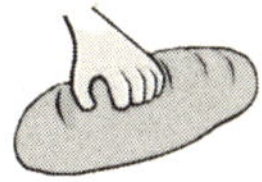

Die Gitarrensaiten sind über
ein Stück Butter gespannt.

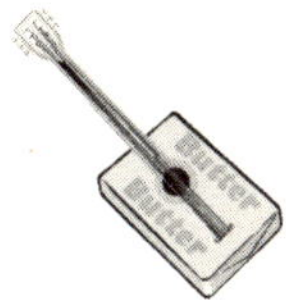

Die Ziege mampft Salami.

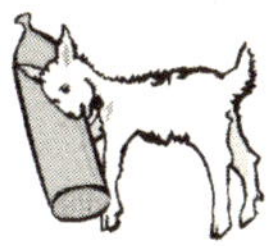

In der Sanduhr stecken Spaghettis
und verstopfen die enge Stelle
in ihrer Mitte.

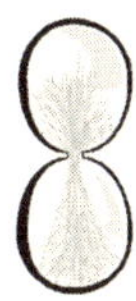

Neun Packungen Papiertaschentücher
sind aufrecht als Kegel aufgestellt.

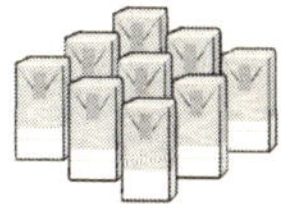

Aus der Weichspülerflasche
leuchtet ein Vollmond heraus.

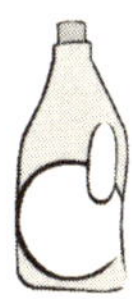

Diesmal haben Sie sich nicht nur zehn Begriffe gemerkt, sondern können auch sofort sagen, welches an siebter, fünfter oder anderer Stelle steht.

Wenn Ihre Liste aber länger ist, also beispielsweise 20 Punkte umfasst? Kein Problem: Solange möglich, fassen Sie mehrere Merkbegriffe zu Gruppen zusammen. Wenn Sie zum Beispiel einkaufen und Äpfel, Orangen und Bananen als Erstes auf Ihrer Liste haben, bilden Sie aus den drei Obstsorten drei nebeneinanderliegende Haufen und stecken in jeden eine Kerze. Sie merken sich das komplette, kombinierte Bild.

Sie können Ihr Standardrepertoire an Zahlenbildern auch um die Nummern 11 bis 20 erweitern, zum Beispiel:

11. eine Karnevalsmütze (Elferrat)
12. eine Uhr mit Ziffernblatt (zwölf Stunden)
13. der Sensenmann (13 als Unglückszahl)
14. ein Herz (der 14. Februar ist Valentinstag)
15. ein durchgerissener Kalender (der 15. ist die Monatsmitte)
16. ein Lehrling: Teenager in Handwerkskleidung mit Werkzeug (16 ist das typische Alter für den Ausbildungsbeginn)
17. eine blonde Perücke (»17 Jahr, blondes Haar«)
18. ein nagelneues Auto (Führerschein mit 18)
19. Sie selbst als Baby (Sie sind im Jahre 19… geboren)
20. ein blauer 20-Euro-Schein.

Wenn Sie ein gutes farbliches Vorstellungsvermögen haben, können Sie stattdessen Ihre ersten zehn Zahlenbilder mehrfach nutzen. Für die Nummer 1 bis 10 tauchen Sie Ihre Phantasiebilder in tiefes Rot, für 11 bis 20 in leuchtendes Grün, für 21 bis 30 in tristes Grau und so weiter.

Telefonnummern und Geheimzahlen merken

Die Zahlenbilder-Methode eignet sich sehr gut, um sich Ziffernfolgen zu merken. Erinnern Sie sich an unseren Eingangstest mit der Aufgabe, drei Telefonnummern zu behalten (Seite 112)?

Conny hatte die Telefonnummer 5137386. Wie prägen Sie sich diese innerhalb von zehn Sekunden dauerhaft ein? Zunächst trennen Sie die Nummer in Gruppen, etwa:

51 37 386

Dann übersetzen Sie die Ziffern in kombinierte Zahlenbilder:

51: Hand hält Kerze
37: Auf Neptuns Dreizack ist eine Ziege gespießt.
386: Der Dreizack durchbohrt zuerst eine Sanduhr, dann stecken seine Spitzen in einer Gitarre.

Halten Sie dabei eine feste Reihenfolge ein, am besten von links nach rechts, damit Sie nicht 37 mit 73 verwechseln.

Zum Schluss bilden Sie aus den drei Bildern eine Minigeschichte: Eine Hand hält eine Kerze und beleuchtet eine Ziege, in der von links ein Dreizack steckt. Die

Ziege blickt nach rechts auf einen weiteren Dreizack, der durchbohrt komplett eine Sanduhr und steckt in einer Gitarre.

Nicht nur wichtige Telefonnummern haften durch solche Bilder sicher im Gedächtnis, sondern vor allem Ihre Geheimzahlen. Ein Beispiel: Eine Geheimzahl lautet 8753. Sie verwandeln sie in: Aus einer umgekippten Sanduhr marschiert eine Ziege nach rechts, um in eine Hand zu beißen, die einen Dreizack hält.

Haben Sie mehrere Geheimzahlen, zum Beispiel von der EC-Karte und die Handy-PIN-Nummer? Stellen Sie sich in diesem Fall Ihre jeweilige Zahlenbildgeschichte auf dem Display des Handys beziehungsweise als Karikatur auf der EC-Karte vor. Sie werden sie nie mehr miteinander verwechseln.

Die Reim-Methode

Für eine Minderheit sind nicht die Augen, sondern die Ohren das wichtigste Sinnesorgan. Wenn Sie ein besonderes Faible für Sprache und Musik haben, könnten Sie zu dieser Gruppe gehören. Ich schilderte Ihnen, wie ich mir Vokabeln merkte. Ich behielt statt einzelner Wörter ganze Sätze, in denen sie in sinnvollen Zusammenhängen vorkamen. Dieses Prinzip können Sie als Merkstütze für jede Art von Information verwenden.

Am leichtesten bleiben Reime im Gedächtnis haften. Schüler machten schon immer davon Gebrauch. Vor hundert Jahren, als das Pauken von Geschichtszahlen üblich war, halfen sie sich mit Sätzen wie »Drei drei drei, vor Issos Keilerei«. 333 vor Christus besiegte das Heer Alexanders des Großen vor Issos in Kleinasien die

Truppen des persischen Königs Dareios III. Zu meiner Schulzeit reimten wir eher: »Wer ›nämlich‹ mit ›h‹ schreibt, ist dämlich.«

Nehmen wir wieder unsere Einkaufsliste. Statt sich isolierte Begriffe einzuprägen, bilden Sie einen Satz, in dem alle zehn Posten Ihrer Liste vorkommen – am besten als gereimten Vierzeiler:

Tomaten, Broccoli und Bier
Taschentücher aus Papier
Brot, Salami, Apfelsaft
Butter und Spaghetti rangeschafft.

Mit dem Erfinden gereimter Merkhilfen trainieren Sie mit der Zeit auch Ihre sprachliche Kreativität. Schreiben Sie Ihren Merksatz auf. Die Motorik lernt mit – und für den Fall, dass Sie doch mal Teile von ihm vergessen. Das kann vor allem anfangs passieren, wenn Sie die Methode die ersten Male erproben. Sprechen Sie ihn ein paar Mal laut vor sich hin, um sich den Klang einzuprägen.

Isolierte Informationen gewinnen durch gereimte Sätze für Ihr Gedächtnis einen Zusammenhang. Reimen Sie zum Beispiel

Kontoauszug, Montecristo,
Ruf Mutter an, das macht sie froh!
»Sex and the City« nicht verschwitz!
Vom Geisterfahrer behalt den Witz.

Einen Dichterlorbeer werden Sie damit nicht gewinnen, wohl aber sich die fünf Informationen von Seite 106f. einprägen.

Für Telefonnummern und Geheimzahlen reimen Sie zum Beispiel

Fünf eins drei sieben
Hab ich aufgeschrieben
Wähle drei acht sechs dazu
Conny höre ich im Nu.

Sie erinnern sich: Conny hatte in unserem Gedächtnistest die Telefonnummer 5137386. Lautet Ihre Bankgeheimzahl 8753, dann reimen Sie:

Acht und sieben, fünf und drei
Die Bankcard hab ich stets dabei.

Die Profi-Methode

Alle drei Methoden – Orientierungspunkte, Zahlenbilder und Merkreime – liefern Ihnen Gedächtnisstützen, die für Alltagsaufgaben mehr als ausreichend sind. Ihr Vorteil: Sie können sie sofort, ohne Extra-Training, anwenden. Wenige Versuche genügen und alle drei Methoden gehen Ihnen in Fleisch und Blut über.

Wie aber lösen Profis Gedächtnisaufgaben? Die Großmeister unter ihnen sind in der Lage, sich in einer Stunde die Reihenfolge von einigen hundert Spielkarten, Zahlen oder anderen Objekten einzuprägen. Mit Zahlenbildern und Orientierungspunkten würden Sie da bald an eine Grenze stoßen. Zum Beispiel würden Sie bei einer Phantasie-Route von mehr als fünfzig markanten Punkten nur unter Mühen die Übersicht behalten. Sie brauchen hier eine Technik, die sich ins Unendliche erweitern lässt.

Wie gehen die Profis in diesem Fall vor? Hirnakrobaten übersetzen Zahlen in Wörter und bilden aus ihnen Sätze. Ihre Bausteine sind Konsonanten:

1 = t, d
2 = n
3 = m
4 = r
5 = l
6 = ch, sch, tsch
7 = k, g, ck
8 = f, v, w, ph, pf
9 = p, b
0 = z, s, ss, ß

Das Wort »Vogel« steht zum Beispiel für die Zahlen 875.

Das System stammt von französischen Gedächtniskünstlern des 19. Jahrhunderts. Die Buchstaben sind den Ziffern nicht willkürlich zugeordnet, sondern:

1. t, weil es einer eins ähnelt
2. n, weil es zwei Striche nach unten hat
3. m, weil es drei Striche nach unten hat
4. r, weil »vier« damit endet (im Französischen »quatre«, dessen »e« stumm ist)
5. l, weil das L bei den römischen Zahlen für 50 steht
6. sch – diese drei Buchstaben kommen in »sechs« vor

7. k hat eine vage Ähnlichkeit mit 7
8. f: sein altgriechisches Pendant, das φ (phi), ähnelt einer liegenden 8
9. p ähnelt dem Spiegelbild einer 9
10. z ist der Anfangsbuchstabe von »zero«, französisch »null«

Dieses System erfordert anfangs einen gewissen Lernaufwand. Die Profis üben eine Weile, bis die Methode sitzt. Die Buchstaben und ihre Zahlenentsprechungen müssen Sie wie im Schlaf, ohne Nachdenken, hersagen können.

Und die Anwendung? Wie die Houdinis in unserem Eingangsbeispiel aus kodierten Wörtern Sätze bildeten, bastelt der Gedächtniskünstler zunächst aus Konsonanten Wörter und reiht diese zu Sätzen. Die Leerstellen zwischen den Konsonanten füllt er nach Belieben mit Vokalen. Doppelkonsonanten (ff, pp, tt, ck, tz) zählen nach ihrem Lautwert als einfacher Buchstabe.

Profis haben in der Regel für die Zahlen von 1 bis 100 ein Repertoire an Standardwörtern drauf, die sie sich nach diesen Regeln gebastelt haben, zum Beispiel:

1 = Tee
2 = Nähe (»h« gilt als Vokal)
3 = Mai
...
10 = Dose
13 = Dom
18 = Topf
20 = Nase

32 = Mann
46 = Rauch
65 = Schal
88 = Waffe
99 = Puppe
100 = Theseus (griechischer Held)

Stellen Sie Ihre eigene Liste von Begriffen für die Zahlen 1 bis 100 zusammen. Das ist zugleich ein Training sprachlicher Kreativität. Fast immer sind mehrere Lösungen möglich. Die 13 zum Beispiel können Sie außer mit »Dom« unter anderem auch als »Team«, »Dame« oder »Atom« verschlüsseln.

Nehmen wir nun die drei Telefonnummern unseres Gedächtnistestes, wieder aufgeteilt in merkfreundliche Dreiergruppen. Es waren:

Conny:	51 373 86
Chris:	99 741 09
Alex:	46 602 15

Sie verwandeln die Zahlen in Konsonanten. Dabei füllen Sie die Leerstellen nach Belieben mit passenden Vokalen und erhalten so sinnvolle Wörter:

Conny:	Lady Magma Fisch
Chris:	Puppe karrt Suppe
Alex:	Rauch schießen Tal

Sie prägen sich diese Wörter nun mit der Zahlenbild-Methode ein: Sie sehen Conny als Lady, die durch kochendes Magma einen Fisch trägt, Chris als Puppe, die Suppe mit einer Schubkarre durch die Straßen karrt, und Alex als pfeilschnelle Rauchsäule in ein Tal schießen.

Dieses Vorgehen wirkt zunächst etwas umständlich, aber nach einiger Übung erweist es sich den übrigen Methoden als überlegen – vor allem, wenn es um mehrere Zahlen geht. Eine einzelne Telefonnummer können Sie sich allein mit Zahlenbildern einprägen. Wenn Sie jedoch alle drei Telefonnummern auf einmal behalten wollen (also 21 Ziffern), ist die Profimethode überlegen.

Mein Tipp: Sie merken sich die Zahlen noch besser, wenn Sie die Bilder durch eine Handlung zu einer kleinen Geschichte verbinden:

Lady Conny spaziert am Vulkanabhang durch das Magma und wirft den Fisch der Puppe Chris zu. Der platscht in die Suppe, die Chris vor sich her schiebt, mit einem Zischen steigt darauf Alex als Rauchsäule heraus und schießt hinunter ins Tal.

Die Kunst der Selbstbehauptung

Gedächtnistricks sind mehr als nur eine Merkhilfe. Die bessere Erinnerung optimiert die Arbeitsweise des Gehirns. Bei einer Serie von Intelligenztests maßen amerikanische Forscher die Hirnaktivität der Teilnehmer mit bildgebenden Verfahren. Unter den Getesteten befanden sich auch einige Gedächtniskünstler. In ihren Köpfen waren einige Regionen deutlich aktiver als bei den übrigen Versuchspersonen. Das waren Hirnabschnitte, die es erlauben, sich auf die Aufgabe zu konzentrieren und Störimpulse aus der Umgebung auszublenden.

Konzentration ist der wesentliche Faktor für ein trainiertes Gedächtnis. Das weiß jeder, der schon einmal verzweifelt seinen Schlüssel gesucht hat. Als er ihn im Vorbeigehen irgendwo ablegte, war er mit seinen Gedanken woanders. Dieses »Nebenbei« – die fehlende Aufmerksamkeit – ist der Grund, warum das Kurzzeitgedächtnis die Erinnerung gelöscht hat, statt sie zum Langzeitgedächtnis weiterzuleiten.

Wenn Sie sich angewöhnen, in Zukunft wichtige Informationen mit Orientierungspunkten oder Zahlenbildern zu verknüpfen, machen Sie der Schusseligkeit den Garaus.

Ein wacher Geist stärkt das Selbstbewusstsein

Die positiven Folgen reichen aber noch weiter. Wenn Sie einige Wochen lang erfahren, dass Ihr Gedächtnis Sie nicht mehr im Stich lässt, wächst Ihr Vertrauen in Ihre kleinen grauen Zellen. Richard Haier von der Universität von Kalifornien hat herausgefunden, dass die Fähigkeiten, die eine wache Intelligenz ausmachen – Gedächtnis, Aufmerksamkeit, Konzentration, Kreativität –, von lediglich sechs Prozent der grauen Hirnsubstanz abhängen. Sie befindet sich in jenen Regionen, die Sie mit den Kreativitäts- und Gedächtnismethoden dieses Buches trainieren.

Größere Gedächtnislücken verunsichern dagegen die Betroffenen. Wenn Ihnen zum Beispiel ein Mahnschreiben einer Behörde ins Haus flattert – was sind Ihre ersten Gedanken? Wer seinem Gedächtnis misstraut, fragt sich: Habe ich da was verschwitzt? Wo hatte ich nur meine Gedanken? Wer dagegen seiner Erinnerung traut, erkennt sofort, wenn er das Opfer eines Computerfehlers oder eines überlasteten Beamten geworden ist.

Ältere Menschen sind leicht zu verunsichern, wenn sie das Gefühl haben, nicht mehr voll leistungsfähig zu sein. Wer unter körperlichen Beeinträchtigungen leidet, kann dennoch voller Selbstvertrauen sein, solange er sich geistig wach fühlt. Die Umkehrung gilt nicht. Wer meint, sich auf seinen Kopf nicht hundertprozentig verlassen zu können, wird immer mit innerer Unsicherheit zu kämpfen haben.

Reichen pro Tag ein paar Minuten Übung mit effektiven Lerntechniken aus, um sich lebenslang in seiner Umwelt zu behaupten? Ja – falls die so gewonnenen neuen Gedächtnisinhalte nicht gleich wieder verloren gehen.

Das Wunder der Wiedererinnerung

Das Gehirn eines Erwachsenen wiegt im Schnitt drei Pfund. Das Gehirn eines Neugeborenen gerade mal ein Drittel, also ein Pfund. Und dennoch bringt es schon alle hundert Milliarden Nervenzellen mit, die es durch die kommenden 80 oder 100 Jahre begleiten werden.

Woher stammt dann aber das zusätzliche Kilo Gewicht im Kopf eines Erwachsenen? Es ist das Gewicht der Verzweigungen, die die Hirnzellen im Laufe der Jahre bilden. Die Nervenfortsätze – die Dendriten – wiegen am Ende doppelt so schwer wie die Zellkörper. Anders ausgedrückt: Ein Drittel des Hirngewichts ist angeboren, zwei Drittel beim Lernen erworben. Und das ist noch nicht die ganze Wahrheit. Von der Geburt an sterben pro Tag einige zehntausend nicht benötigte Hirnzellen ab, die meisten davon in den ersten Lebensjahren. Trotzdem steigt das Hirngewicht. Neue Nervenverbindungen gleichen den Verlust an Zellen aus. Erst Alzheimer und andere Degenerationskrankheiten können im hohen Alter die Hirnmasse schrumpfen lassen.

Neue Verästelungen bedeuten neue Erinnerungen. Das Gedächtnis erweitert seine Kapazität. Natürlich nur, wenn sich die Erinnerungen nicht nach ein paar Tagen schon wieder in Wohlgefallen auflösen. Je älter wir werden, desto schwerer fällt es, sich neue Sachverhalte zu merken, während alte Erinnerungen keine Schwierigkeiten bereiten.

Woran liegt das? Da Neues erst kurze Zeit zurückliegt, müsste es uns doch schneller wieder einfallen als Altes! Der Mechanismus, der die Logik auf den Kopf stellt, ist die *Wiederholung*. Sie heißt so, weil sie weit Zurückliegendes aus den Tiefen des Gedächtnisses *wieder* hervor*holt*. Frühe Erinnerungen sind uns so vertraut, weil wir sie im Laufe der Jahre schon oft rekapituliert haben.

Eine frisch eingetroffene Information stellt zunächst nur eine lockere Verbindung zwischen Nervenzellen her, die sich nach drei, vier Tagen wieder auflöst. Trifft die gleiche Information jedoch ein zweites Mal ein, festigt sich das Band. Auf diese Weise bewahrt das Gedächtnis nur solche Erinnerungen, die auf Dauer von Interesse sind.

Das erklärt auch, warum Jugenderlebnisse oft in so positivem Licht erscheinen. Selbst wenn die Angelegenheit damals mit einer Niederlage endete – sie ist ausgestanden. Die Probleme, die die negativen Gefühle auslösten, sind nicht mehr aktuell. Die einstigen Ängste, die Unsicherheit – Sie haben sie überwunden. Bei der Wiedererinnerung haben die einst unangenehmen Begleiterscheinungen keine Bedeutung mehr. Sie können sie vergessen. Denn Sie haben weitergelebt und neue Aufgaben in Angriff genommen. Nur diese positive Fortsetzung bleibt übrig. Jedes Mal, wenn Sie daran zurückdenken, verliert das erinnerte Erlebnis daher ein Stück seiner Ursprünglichkeit.

Vertrauen Sie Ihrer inneren Uhr

Müssten wir uns ständig an alles erinnern, was wir je gelernt und erlebt haben, hätten wir keine Zeit mehr, Neues zu erleben. Der Verstand wehrt sich, indem er alles, was ihm unwichtig erscheint, vergisst. Zum Glück eignen sich die Methoden der vorigen Kapitel auch, neue Informationen in wenigen Minuten zu festigen und dauerhaft im Gedächtnis zu verankern.

- Sie prägen sich Bilder ein – die haften ohnehin besser als abstrakte Information.
- Sie prägen sich Zusammenhänge ein. Es genügt, sich Ihre Phantasie-Routen oder Zahlenbildfolgen zu vergegenwärtigen, und schon haben Sie die ganze Folge der verknüpften Informationen wiederholt.
- Wenn Sie außerdem optimale Wiederholungsrhythmen einhalten, erledigen Sie die Festigung der neuen Gedächtnisinhalte wie nebenbei. Nutzen Sie einfach Ihre eingebaute biologische Uhr.

Schreckgespenst Auswendiglernen

Wenn Sie für die Schule ein Gedicht lernen mussten, wie sind Sie vorgegangen? Die meisten Schüler schieben diese unangenehme Aufgabe, so lange es geht, vor sich her. Am letzten Abend nehmen sie sich seufzend das Buch vor, murmeln den ersten Vers ein paar Mal vor sich hin und versuchen dann, ihn aus dem Kopf wiederzugeben. Dann kommt der nächste Vers dran, dann versuchen sie es mit beiden zusammen. Als Nächstes nehmen sie den dritten, schließlich den vierten Vers dazu. Nach einer halben Stunde erkennen sie, dass sie immer wieder Teile vergessen, klappen verzweifelt das Buch zu und trösten sich: »Ich kann mir eben nun mal keine Gedichte merken.«

Noch heute erzählen Senioren von der Marter, die es für sie bedeutete, Schillers »Glocke« auswendig zu lernen. Zehn Seiten Verse! Manche stöhnen in Erinnerung an die damalige Qual, andere verklären die Aufgabe rückblickend zu einem Training des Gedächtnisses, das der heutigen Jugend auch mal ganz gut täte.

Weder das eine noch das andere ist wahr. Mir blieb als Kind zwar die »Glocke« erspart, dafür durfte ich mich an der »Bürgschaft«, dem »Handschuh« und Goethes »Zauberlehrling« versuchen. Von allen drei Balladen habe ich gerade mal noch grob den Inhalt und ein, zwei berühmte Zitate in Erinnerung. Ich bekam damals nicht das Gefühl, hinterher ein besseres Gedächtnis zu besitzen.

Wer als Schüler ein Gedicht so lernt, wie ich es eben beschrieben habe, wird am nächsten Tag mit großer Unsicherheit vor der Klasse stehen. Voll darauf konzentriert, nicht stecken zu bleiben, wird der Schüler kaum auf den Inhalt und die Qualität seines Vortrages achten können.

Nie mehr vergessen!

Wegen dieser Probleme wollen manche Pädagogen das Auswendiglernen abschaffen. Doch es hat seinen Sinn – sofern der Schüler mit jedem Gedicht lernt, schneller und besser auswendig zu lernen. Und daran hapert es. Längst haben Lernpsychologen erforscht, wie das Gehirn ermuntert werden kann, beliebige Inhalte rasch und sicher abzuspeichern. Dieses Wissen hat aber bislang keinen Eingang in die Schulen gefunden. Und so teilt sich weiterhin die Schülerschaft in zwei Gruppen. Die einen stöhnen unter der Fron, die anderen verzichten von vornherein auf jede Anstrengung und hoffen, am nächsten Tag nicht dranzukommen.

Wie lautet der Ausweg aus dem Dilemma? Das Geheimnis eines fitten Gedächtnisses ist die Zeit. Das Gehirn braucht eine gewisse Spanne, um seine Verbindungen zu knüpfen, zu festigen und zu lösen. Anstrengend wird Lernen nur, wenn man versucht, diese biologischen Prozesse mit aller Gewalt abzukürzen. Wer dagegen die Arbeitsrhythmen seines Gedächtnisses kennt, lernt wie im Schlaf – und das ist durchaus wörtlich zu nehmen. Wer abends vor dem Schlafengehen noch einmal auf sein Gedicht – oder was er sich gerade einprägen will – schaut, wird morgens beim Erwachen feststellen, dass er sich nun besser erinnert als am Abend gleich nach dem Zuschlagen des Lehrbuches. Das Gehirn hat die Nachtstunden genutzt, um die frischen Nervenverbindungen fester zu verankern. Der Schüler, der am Vorabend lernt, ist daher immer noch besser dran als sein Kumpel, der erst am Morgen ins Lehrbuch schaut.

Doch wer einige Tage eher anfängt zu lernen, braucht unter Umständen überhaupt nicht zu pauken.

Ich erzählte vorhin, wie ich zu meinen Englischkenntnissen kam. Ich kannte als Schüler viele Songtexte auswendig – das heißt, rund fünfzig fremdsprachige Gedichte. Aber ich hatte keines von ihnen gebüffelt, sondern las den Text beim Singen vom Blatt ab. Nach dem zehnten oder fünfzehnten Mal benötigte ich das Blatt nicht mehr. Es genügte nun, dass ich bei einer Schülerfete alle paar Wochen die Lieder noch einmal sang, um den Text im Kopf zu behalten.

Meine Lern- und Wiederholungsmethode sah also so aus:

- Zuerst hörte ich das Lied einige Male im Original.
- Dann lieh ich mir den Text aus und schrieb ihn eigenhändig ab.
- Dann las ich ihn einige Male laut vom Blatt (als ich das Lied mit Gitarre übte).
- Ich wiederholte das laute Vorlesen – also Singen mit Gitarre – mehrfach im Abstand einiger Tage. Dabei musste ich immer seltener auf den geschriebenen Text schauen.
- Schließlich war ich in der Lage, ihn aus dem Kopf zu wiederholen.
- Weitere Wiederholungen – von nun an auswendig – folgten.

Leicht merken mit System

Erst Jahre später erfuhr ich, dass ich damit nebenbei eine bewährte Lernmethode angewandt hatte. Wenn Sie sich längere Texte wörtlich merken, nutzen Ihnen die Gedächtnistricks aus dem vorigen Kapitel nicht viel. Ein Gedicht lässt sich nun mal nicht wortwörtlich in ein Bild verwandeln. Trotzdem brauchen Sie nicht zu pauken – überlassen Sie diese Arbeit Ihrem Unterbewusstsein und gehen Sie so vor:

1. Lesen Sie den Text zweimal laut vor, um sowohl das visuelle als auch das akustische Gedächtnis an ihn zu gewöhnen.
2. Schreiben Sie ihn einmal ab – so beteiligen Sie nun auch Ihr motorisches Gedächtnis.
3. Lesen Sie den Text noch einmal laut vor dem Einschlafen und ein weiteres Mal nach dem Aufwachen.
4. Lesen Sie den Text in den nächsten drei Tagen je einmal laut und schauen Sie dabei so selten wie möglich aufs Papier.
5. Jetzt dürfte Ihnen der Text schon sehr vertraut sein. Prägen Sie ihn sich nun oberflächlich ein. Es macht nichts, wenn Sie pro Seite drei- bis viermal stecken bleiben. Sie werden bei den kommenden Wiederholungen die Schwachpunkte überwinden.
6. Wiederholen Sie den Text auswendig (nur wenn Sie stecken bleiben, schauen Sie auf das Papier) nach acht Stunden, einem Tag, zwei Tagen, vier Tagen, einer Woche, zwei Wochen, vier Wochen – mit jeder Wiederholung verdoppeln Sie den Zeitabstand. Bei der dritten oder vierten Wiederholung werden Sie kaum noch stecken bleiben. Jede Wiederholung wird Sie nur wenige Minuten kosten. Sie können dafür Wartezeiten in Supermarktschlangen oder Momente nutzen, in denen Sie Hausarbeit erledigen. Nach dem zehnten Mal genügt eine Wiederholung jedes halbe Jahr.

7. An dem Tag, an dem Sie das auswendig Gelernte benötigen, planen Sie morgens ein paar Minuten straffe Wiederholung ein, um den Text sicher zu beherrschen.

Der Gesamtzeitaufwand ist geringer als bei einem einmaligen intensiven Lernen. Das Einpauken entfällt. Das Einzige, was Sie benötigen, ist zeitlicher Vorlauf. Wenn Sie dagegen erst heute etwas lernen, was Sie bereits morgen brauchen, müssen Sie auf die Unterstützung Ihrer inneren biologischen Uhr verzichten.

Spannen Sie jedoch den Zeitfaktor für sich ein, genügen wenige Stunden – verteilt über mehrere Wochen –, um zehn Seiten fremdsprachigen Text oder das Grundwissen eines kompletten Fachgebietes für immer fest im Gehirn zu verankern.

Übrigens: Wenn Sie eine Rede auswendig halten wollen, genügt es, vorher den Text zu Hause viermal laut vom Blatt vorzutragen. Lassen Sie zwischen den vier Wiederholungen einige Stunden vergehen. Danach sind Sie fähig, ihn in freier Rede vorzutragen – insbesondere, wenn Sie diese Vorbereitung mit der Orientierungspunkte-Methode (Seite 118ff.) verknüpfen.

Sicherheitskopie Notizzettel

Erinnern Sie sich an den Spruch »Man muss nicht alles wissen, man muss nur wissen, wo es (geschrieben) steht«? Da selbst das beste Gedächtnis vor der weltweiten Informationsflut kapitulieren muss, schien es sinnvoll, die Fähigkeit des Informationsmanagements zu fördern.

Inzwischen hat sich die Euphorie gelegt. Die Forschung hat gezeigt: Wer nicht viel im Kopf hat, steht der Datenmasse des Internets hilflos gegenüber. Nur der findet das gesuchte Wissen, der schon viel Wissen mitbringt.

Um sich in dem Überangebot zurechtzufinden, müssen Sie in der Lage sein, Ihren Suchraum einzugrenzen. Und dafür benötigen Sie Vorkenntnisse. Ein gutes Gedächtnis ist also nötiger denn je.

Trotzdem wird die Informationsmenge schneller anwachsen als die Gedächtniskapazität. Die Fähigkeit, merkenswerte Information aus der Datenflut herauszufiltern, wird wichtiger.

Nie mehr Merkzettel?

Wenn Sie sich einmal an die Gedächtnistricks des vorigen Kapitels gewöhnt haben – wozu dann überhaupt noch etwas aufschreiben? Einkaufszettel und Adressbücher können verloren gehen, Ihr Gedächtnis aber tragen Sie immer bei sich.

Vorsicht! Nicht das Kind mit dem Bade ausschütten! Nehmen wir an, Sie merken sich Ihre täglichen Einkäufe von nun an mit den Zahlenbildern, wie Sie es auf Seite 126ff. gelernt haben. Sie verknüpfen den ersten Posten mit der Kerze und den zwanzigsten mit dem 20-Euro-Schein. Ihre kombinierten Phantasiebilder haften fest im Gedächtnis. Nach einigen Tagen werden Sie anfangen zu überlegen: Kerze mit Äpfeln, Kerze mit Waschpulver, Kerze mit Honig – welches dieser Bilder ist vom Einkauf vorgestern, welches von gestern und welches gilt heute?

Normalerweise hat das Gedächtnis keine Probleme, die Bilder zuzuordnen. Sie erinnern sich, was Sie bereits erledigt haben, welches Bild Sie schon länger kennen und welches neu ist. Trotzdem besteht die Gefahr, dass Sie durcheinanderkommen, wenn Sie Ihre Zahlenbilder in sehr kurzen Zeitabständen immer wieder mit ähnlichen Inhalten verknüpfen.

Beugen Sie vor, indem Sie jeden Spontaneinfall und jede »merk«-würdige (also des Merkens würdige) Information sofort aufschreiben. Folgen Sie drei Regeln:

1. Benutzen Sie Ihre Gedächtnisstützen wie Zahlenbilder und Orientierungspunkte nur für wichtige Informationen.
2. Unwichtiges, was Sie bald und nur einmal benötigen, vertrauen Sie lieber einem Notizzettel an.
3. Auch was Sie auswendig lernen, bewahren Sie zusätzlich noch schriftlich auf. Es dient Ihnen als Sicherheitskopie, falls Sie es doch einmal vergessen.

Keine losen Notizzettel sammeln! Die können Sie auch gleich wegwerfen. Denn da sammelt sich in kurzer Zeit ein Wust von Blättern an. Darin nach der benötigten Information zu wühlen dauert meist länger, als sich das Wissen neu herauszusuchen.

Damit Sie in Ihren Notizen nicht die Übersicht verlieren, legen Sie ein Ordnungssystem an – eine Kartei, ein in Rubriken eingeteiltes Notizbuch, Aktenordner mit Klarsichtfolien oder (am besten) Computerdateien.

Der Computer erlaubt Ihnen, mit der Suchfunktion (unter Windows durch Anklicken des Startbuttons zu öffnen) in Sekundenschnelle Textpassagen und Schlüsselwörter in Ihren Dateien wiederzufinden.

Welche Rubriken brauchen Sie? Zerbrechen Sie sich nicht lange den Kopf über das optimale Einteilungssystem. Sie wären doch gezwungen, Ihre ausgeklügelte Struktur bald wieder umzuwerfen und der Realität anzupassen. Machen Sie sich das Leben einfach: Beginnen Sie mit einer provisorischen Grobeinteilung, zum Beispiel:

Haushalt
Berufliches
Privates
Hobbys
Behörden
Sonstiges

Nach kurzer Zeit werden Sie merken, dass einige Rubriken überproportional schnell anwachsen, andere nicht. Wo nötig, bilden Sie nun Unterabteilungen, zum Beispiel bei *Haushalt*:

Einkauf
Wohnung
Reparaturen
Sonstiges

Es kommt nicht auf logische Vollständigkeit, sondern nur auf Ihre praktischen Erfordernisse an. Setzen Sie auf jeder Ebene immer die Rubrik *Sonstiges* dazu. Dort fügen Sie abseitige Posten ein und solche, an die Sie anfangs nicht gleich gedacht haben. Häufen sich darin bestimmte Themen, können Sie sie später als Extrakategorien ausgliedern.

Wir hören oft verächtliche Kommentare über das »Schubladendenken«. Das ist ein oberflächliches Vorurteil. Schubladen sind unverzichtbar, um den Überblick zu behalten. Grundsätzlich gilt:

1. Vorhandenes Wissen gehört in Schubladen. Das können Denkkategorien sein ebenso wie Aktenordner oder Computerdateien.
2. Um aus vorhandenem Wissen neues Wissen zu gewinnen, holen Sie es aus seinen Fächern heraus und übertragen es in fremde Schubladen – das ist der erste, oft schon erfolgreiche Schritt für eine kreative Leistung.

Koppeln Sie Gedächtnis und Notizen

Jeden Tag gehe ich nach der Arbeit an diesem Buch joggen. Ich lasse die Gedanken schweifen und meist fallen mir drei, vier Dinge ein, die ich in meinem Text unbedingt noch unterbringen sollte. Damit ich bis zu Hause keinen Punkt vergesse, merke ich sie mir mit der Zahlenbild-Methode. Wenn ich zurück bin, schreibe ich sie mir sofort auf und lösche sie aus meiner Erinnerung. Da ich sie am nächsten Tag in mein Manuskript einarbeite – warum soll ich sie da erst fest in meinem Gedächtnis verankern?

1. Grundwissen und interessante Details sollten Sie sich merken, außerdem die Methode, mit der Sie Ihre Notizen geordnet haben und wie Sie schnell eine Information wiederfinden.
2. Was Sie nur zu bestimmten, vorhersehbaren Anlässen benötigen, müssen Sie sich nicht unbedingt merken.

Ein Kopf, der mit zu viel Detailwissen vollgestopft ist, hat auch Schwächen. Die Kreativität leidet. Im Schnitt findet man unter jungen Leuten mehr Neuerer, weil sie noch nicht unter »Betriebsblindheit« leiden. Das Erfahrungswissen hindert Ältere oft daran, genau diese Erfahrungen infrage zu stellen.

Um geistig nicht zu verknöchern, wählen Sie den mittleren Weg. Sie verschaffen sich einen breiten Überblick und merken sich einige spannende Details. Alles Übrige – was vielleicht mal nützlich werden könnte, Sie aber im Moment nicht brauchen – schreiben Sie sich auf.

Achtung! Nicht nur xerokopieren oder einscannen! Nur wer eigenhändig Merkenswertes aufschreibt oder eintippt, liest dabei seine Notizen Wort für Wort und aktiviert zugleich sein motorisches Gedächtnis beim Aufschreiben. So merken Sie sich, welche Aufzeichnungen Sie besitzen, und erinnern sich bei Bedarf daran. Nur auf diese Weise werden die Notizen zum verlängerten Arm Ihres Gedächtnisses. Was Sie nur kopieren, mag noch so spannend sein – nach wenigen Wochen haben Sie vergessen, welche Schätze Sie wo abgelegt haben.

Mentale Selbstverteidigung

Wenn Sie abends durch wenig belebte Straßen gehen müssen: Wie sicher fühlen Sie sich? Falls Ihnen da ein unangenehmer Schauer über den Rücken läuft – mit folgendem kleinem Gedankenexperiment können Sie Ihr Sicherheitsgefühl schlagartig verbessern. Decken Sie den nächsten Absatz zu und schätzen Sie: Um wie viel Prozent hat bei uns in den letzten zehn Jahren die Zahl der Morde zugenommen? Um wie viel insbesondere die Zahl der Sexualmorde?

Ihre wichtigste Waffe heißt Information

Nun? Laut offizieller Statistik ist die Zahl der Morde in Deutschland von 1993 bis 2003 um 40,8 Prozent (Sexualmorde 37,5 Prozent) zurückgegangen! Die Deutschen schätzen jedoch im Schnitt, die Zahl der Morde habe in dieser Zeit um 27 Prozent zugenommen, die der Sexualmorde gar um 260 Prozent. Das ergab eine Studie des Kriminologischen Instituts Hannover.

Doch wir überschätzen nicht nur schwere Delikte. Oder hätten Sie gedacht, dass zum Beispiel die Autodiebstähle um über 70 Prozent zurückgingen?

Was also wächst, ist nicht die Gefahr, sondern die Furcht. Da Nachrichten und Filme sehr häufig von Verbrechen erzählen, verzerren sie unsere Wahrnehmung. Unsere Umgebung wirkt gefährlicher, als sie ist. Bedenken Sie außerdem, dass die meisten Gewaltverbrechen (Mord, Totschlag, Körperverletzung, Schlägereien) von jungen Männern an jungen Männern verübt werden, im Rahmen von Auseinandersetzungen zwischen Jugendlichen und von Bandenkriminalität. Der Biologe Lyall Watson berichtete beispielweise, dass in den USA 95 Prozent aller Mordopfer und -täter männlich und jünger als 30 Jahre sind.

Der erste Schritt zu einem erhöhten Sicherheitsgefühl ist daher Information. Die Wahrscheinlichkeit, einem Verkehrsunfall zum Opfer zu fallen, ist weitaus größer.

In einem zweiten Schritt können Sie sich mit Selbstverteidigung absichern. Kurse in fernöstlichen Kampftechniken stehen hoch im Kurs. Sie stärken die Körperbeherrschung und das Selbstvertrauen. Darin besteht ihr größter Nutzen. Im Ernstfall aber damit einen jüngeren, stärkeren und bewaffneten Gegner ausknocken? Jeder seriöse Karatetrainer wird Ihnen raten, es nicht auf einen Versuch ankommen zu lassen, sondern lieber die Brieftasche herauszurücken.

So bringen Sie Angreifer aus dem Konzept

Es gibt aber noch eine andere Möglichkeit: mentale Selbstverteidigung. Sie verzichten auf ein körperliches Kräftemessen und versuchen vielmehr, den Angreifer aus dem Konzept zu bringen. Das ist weniger gefährlich und erfolgversprechender, weil der Angreifer mit körperlicher, aber nicht mit mentaler Gegenwehr rechnet. Ja, er nimmt sie nicht einmal als Gegenwehr wahr.

Mentale Selbstverteidigung beruht auf Ablenkung. Das Entscheidende ist die Abwehr der Opferrolle im Anfangsstadium. Ein Täter schlägt niemals aus heiterem Himmel zu. Er benötigt eine innere Vorbereitung und erzeugt deshalb eine bedrohliche Stimmung. Er führt zuerst sein Gegenüber in seine Opferrolle ein und baut sich als Angreifer vor ihm auf.

Der Täter erwartet ungefähr folgendes Szenarium:

»He, bleib stehen. Zeig dein Geld her, sonst ...«

»Ich habe nichts bei mir.«

»Quatsch nicht.« (Zückt sein Messer.)

Mit der mentalen Verteidigung vereiteln Sie ihm diesen Anfang. Sie ergreifen die Initiative und zwingen ihm ein anderes Szenario auf. Am einfachsten erreichen Sie das, indem Sie seine Aufmerksamkeit von Ihnen weg auf seine eigene Person lenken.

Wenn der Täter sagt: »He, bleib stehen ...«, lassen Sie ihn gar nicht erst ausreden, sondern wenden sich ihm sofort zu: »Sie wünschen?«

»Zeig dein Geld her, sonst ...«

»Was haben Sie da an Ihrer Hand?«

(Oder: an Ihrem Ohr, Auge, Stirn ..., als hätten Sie seine Aufforderung nicht gehört. Dabei legen Sie ein gewisses Interesse in Ihren Tonfall.)

»Was?!«

»Nun, der Fleck da. Wissen Sie, was Hautkrebs ist?«

»Quatsch keinen Blödsinn.«

»Ich bin Medizinstudent (Arzt, Krankenschwester, habe einen Kurs besucht). Haben Sie schon mal eine Gewebeprobe untersuchen lassen?«

Wichtig ist nicht, ob Ihr Gegenüber Ihnen die Geschichte mit dem Hautkrebs glaubt, sondern dass Sie ihn hindern, über sein ursprüngliches Thema – Ihr Geld – zu reden. Wenn Sie in diesem Stil fortfahren, unbeirrbar, indem Sie weitere Fragen stellen, erreichen

Sie auf jeden Fall zwei Dinge: Sie nehmen die Rolle des verschüchterten Opfers nicht an und verunsichern den Übeltäter. Und Sie gewinnen Zeit. Das kann, wenn der Überfall an einem öffentlichen Ort stattfindet, wo der Angreifer ständig mit dem Auftauchen weiterer Passanten rechnen muss, bereits Ihre Rettung sein.

Das Entscheidende an der mentalen Verteidigung besteht darin, dass Sie, ohne abzuwarten, sogleich mit einer Frage, die inhaltlich nichts mit dem Überfall zu tun hat, die Initiative ergreifen. Und diesc Initiative geben Sie nicht mehr aus der Hand. Solange Sie immer weiterfragen, verhindern Sie, dass der Angreifer zur Tat schreiten kann.

Die wichtigste Waffe aber ist selbstsicheres Auftreten. Alles, was Sie dafür brauchen, ist innere Stärke.

Resilienz – das Geheimnis seelischer Widerstandskraft

Ein starker Geist benötigt nicht nur Intelligenz, sondern auch die Fähigkeit, Sorgen von sich fernzuhalten. Wer sich von Schwierigkeiten überwältigt fühlt, wird kaum den Kopf frei haben für intellektuelle Höhenflüge. Das ist schon äußerlich zu erkennen. Wen Kummer niederdrückt, der zeigt eine niedergedrückte Körperhaltung.

Also immer positiv denken? Zuversicht hebt zwar – siehe Seite 49 ff. – die Stimmung und fördert die Motivation, verleitet aber auch zur Schönfärberei. Pessimisten sind dagegen Realisten.

Norbert Schwarz von der Universität Heidelberg und Fritz Strack von der Universität Mannheim konnten zeigen, dass Pessimisten, die bei einem Vortrag zuhören, Argumente kritisch auf ihren Wahrheitsgehalt prüfen. Gut gelaunte Zuhörer lassen sich dagegen von dem Drumherum verführen. Macht der Redner einen sympathischen Eindruck, kann er gut reden oder führt er witzige Beispiele ins Feld, wird er ein positiv gestimmtes Publikum für sich einnehmen. (Daher die alte Weisheit von Vortragsrednern: Wer nichts Gescheites zu sagen hat, tut gut daran, sein Publikum bei Laune zu halten.)

Ein weiteres Forschungsresultat: Je schlechter gelaunt Zeugen vor Gericht sind, desto zuverlässiger sind ihre Aussagen. Das fand der australische Forscher Joe Forgas heraus. Ihre Erinnerungen an den Tathergang sind nicht nur genauer, sie konnten ihre Behauptungen auch besser begründen. Fröhliche Zeugen neigen zu einem großzügigen Umgang mit den Tatsachen und verlieren sich gern in Nebensächlichkeiten. Denn wer gut drauf ist, empfindet seine Umgebung als nicht bedrohlich und benötigt keine geschärfte Aufmerksamkeit. Er lässt sich leicht ablenken, seine Beobachtungen bleiben oberflächlich.

Optimismus allein genügt nicht, um Cleverness zu erwerben. Er muss sich mit seelischer Widerstandskraft verbinden. Können Sie Kränkungen und ungerechte Beschuldigungen leicht wegstecken? Bewahren Sie auch bei größtem Stress inneren Abstand?

Erst seit den neunziger Jahren haben Psychologen diese Befähigung genauer untersucht und nannten sie »Resilienz« (von englisch/französisch »resilient«: federnd, elastisch, beweglich). Ihre Erkenntnis: Wer über Resilienz verfügt, steht nicht wie ein Fels in der Brandung, sondern wie ein biegsamer Grashalm im Sturm. Während der Fels nach und nach von Wind und Wasser zermahlen wird, hält der Grashalm stand, weil er jedem Ansturm nachgibt und gerade dadurch fest im Boden verwurzelt bleibt.

Wenn Sie sich um folgende vier Gegebenheiten in Ihrem Leben bemühen, stärken Sie Ihre Resilienz und damit Ihre mentale Fitness.

Innerer Abstand

Innerer Abstand hat nichts mit einem aufgesetzten »cool bleiben« zu tun. Im Gegenteil: Wer sich emotional raushält, hat keine Krisenerfahrung, wenn es mal ernst wird. Nehmen Sie teil, ohne sich unterkriegen zu lassen.

- Atmen Sie erst einmal einige Sekunden durch, bevor Sie auf einen Angriff reagieren.
- Wenn Ärger und andere negative Gefühle Sie zu überwältigen drohen, sagen Sie: »Ich bin jetzt zu aufgeregt. Ich muss erst darüber nachdenken.« Warten Sie einen Tag ab, bevor Sie sich äußern oder eine schwerwiegende Entscheidung treffen.
- Ertappen Sie sich oft bei dem Gedanken »Hätte ich vorhin doch nur …«? Betrachten Sie Vergangenes als nicht mehr zu ändern und überlegen Sie sich eine Lösung für das Problem, die künftigen Schwierigkeiten vorbeugt.

- Überlegen Sie: Wenn Sie den momentanen Ärger aus der Distanz von fünf Jahren später betrachten könnten – wäre er dann noch die ganze Aufregung wert?

Humor

Zwischen Humor und Intelligenz besteht ein Zusammenhang. Schlagfertige Leute besitzen beides. Wer Problemen eine komische Seite abgewinnt, beweist seine Überlegenheit: Er lässt sich nicht unterkriegen. Der Blick des Spaßmachers befreit die Gefahren von ihrer Bedrohlichkeit. Können Sie auch über sich selbst lachen? Nehmen Sie Ihre Schwächen mit Humor? Dann können Sie sich selbst Ihre Fehler verzeihen und nehmen Abschied vom Perfektionismus. Der Wunsch, perfekt zu sein, ist die bedrohlichste Stressquelle. Die Umgebung kann Sie zwar unter Druck setzen, doch solange Sie deren Forderungen nicht verinnerlichen, hat sie keine Macht über Sie.

- Wenn Sie die »Versteckte Kamera« sehen – fänden Sie die Sendung noch genauso lustig, wenn Sie die hereingelegte Person wären?
- Versuchen Sie Ihre ärgerlichen Erlebnisse als witzige Anekdote zu formulieren. Was wäre die Pointe?
- Stellen Sie sich vor, Sie seien eine komische Figur auf der Theaterbühne. Könnten Sie als Zuschauer über diese Figur lachen?

Mäßigung

Ausgleichendes Verhalten, das sich zwischen den Extremen bewegt, war für den antiken Philosophen

Aristoteles ein Zeichen von Tugend. Für die moderne Psychologie ist Mäßigung ein Beweis von seelischer Stabilität. Labile Charaktere neigen zu Exzessen, starke, ausgeglichene Persönlichkeiten schlagen selten über die Stränge. Genauso gilt die Umkehrung. Wer Exzesse vermeidet, stabilisiert sein inneres Gleichgewicht.

- Organisieren Sie regelmäßige Tagesabläufe. Dann wird Sie eine gelegentliche Abweichung auch nicht aus der Bahn werfen.
- Kümmern Sie sich um einen Wechsel von Anspannung und Entspannung. Wenn Sie arbeiten, legen Sie alle zwanzig Minuten eine Minipause von zwei Minuten ein, in denen Sie abschalten. Nach eineinhalb Stunden machen Sie eine längere Pause (15 bis 20 Minuten) oder wechseln Ihre Tätigkeit. So leisten Sie im Endeffekt mehr, als wenn Sie den ganzen Tag durchackern.
- Bewahren Sie eine Balance zwischen Körper und Geist, Arbeit, Hobbys und privaten Beziehungen. Sollte ein Bereich zeitweise Ihr Leben dominieren, planen Sie rechtzeitig eine Verschiebung Ihres Lebensschwerpunktes, bevor Sie sich in einer Sackgasse festfahren.

Unterstützung durch Freunde

Ob nun eine Liebe zerbricht oder vielleicht ein Job verloren geht: Wer über gute Freunde verfügt, bewältigt Krisen leichter.

- Haben Sie ein offenes Ohr für die Sorgen Ihrer Freunde. Hören Sie zu, äußern Sie Mitgefühl, aber halten Sie sich mit Ratschlägen zurück. Dann können auch Sie mit Trost rechnen, wenn Sie in Bedrängnis geraten.
- Lassen Sie sich von Ihren Vertrauten loben und bestärken. Zuspruch von Gleichgesinnten gleicht jede böse Kritik aus und stutzt sie auf das rechte Maß zurück.
- Vernachlässigen Sie unter Arbeitsdruck niemals Ihre privaten Kontakte. Sagen Sie nur im Ausnahmefall »Ich hab jetzt keine Zeit«. Versprechen Sie in diesem Fall, innerhalb eines Tages zurückzurufen. Wenn Sie eines Tages Ihre Arbeit verlieren – spätestens mit der Pensionierung –, werden Ihre Freunde Sie vor Einsamkeit schützen.

Doch ein stabiles Netz sozialer Kontakte leistet noch mehr.

Überlebensversicherung soziale Netze

Welche Faktoren haben den größten Einfluss auf die Lebenserwartung? Um diese Frage zu beantworten, wertete ein Team unter Leitung von Harvard-Professor Thomas Glass Anfang 2000 eine Reihe von Vergleichsstudien aus. Zwei Gruppen von Teilnehmern erwiesen sich als besonders zählebig – sie lebten jeweils bis zu einem Drittel länger als die übrigen: Erstens die sportlich Aktiven, zweitens die Kontaktfreudigen mit einem großen Freundeskreis. Glass sagte überrascht: »Wir wussten bereits, dass soziale Kontakte das Leben verlängern, aber wir wussten nicht, dass sie *so* einflussreich sind.«

Je größer Ihre soziale Gruppe, desto mehr Informationen muss Ihr Gehirn speichern. Es analysiert die Unterschiede und Gemeinsamkeiten zwischen Ihren Bekannten und benötigt viel Kapazität, um Ihre komplexen Wechselwirkungen mit ihnen zu koordinieren.

Freunde halten einander geistig fit. Und geistige Fitness ist, wie wir bereits gesehen haben, ein ebenso lebensbewahrender Faktor wie körperliche Rüstigkeit. Freunde leisten emotionale Unterstützung, liefern aber auch geistige Anregungen. Sie geben Tipps, überraschen Sie mit privaten Neuigkeiten und berichten von Erlebnissen, von denen Sie allein nie gehört hätten. Denn so sehr Sie auch Ihre grauen Zellen trainieren mögen – im Alleingang werden Sie meist nur das finden, wonach Sie bereits suchten.

Damit erklärt sich ein anderes überraschendes Ergebnis kalifornischer Forscher: Nur Freunde nämlich haben diese stimulierende Wirkung – Ehepartner nicht. Da ein altes Paar in der Regel dieselben Gewohnheiten, Vorlieben und Tagesabläufe teilt, bieten Eheleute einander kaum neue Anregungen.

Freunde suchen und gewinnen

Jeder Zweite hätte gern mehr Kontakte. Warum unternehmen die Betroffenen nichts dafür? Schließlich brauchten sich diese Millionen von Kontaktbedürftigen nur zusammenzutun und ihr Problem wäre gelöst!

Neben Schüchternheit und Mangel an Gelegenheiten gibt es ein großes Hindernis: Kontaktpflege kostet Zeit. Wer ist schon bereit, eine wichtige Arbeit oder einen spannenden Fernsehfilm sausen zu lassen, um sich mit Leuten zu treffen – nur um zwei Stunden Banalitäten auszutauschen? Ohne einen greifbaren Nutzen!

Das ist kurzsichtig gedacht. Selbst unter reinem Nützlichkeitsaspekt rentiert sich die Investition an Zeit auf längere Sicht. Der Smalltalk fördert die Gesundheit. Wer bereit ist, täglich eine halbe Stunde Fitnesstraining zu betreiben – warum wendet er nicht die gleiche Zeit für Freunde auf, wenn sie auf seine Lebenserwartung eine vergleichbare positive Wirkung ausüben?

In der Kindheit knüpfen wir leicht Freundschaften. Im späteren Leben bleiben in der Regel davon nur wenige Jugendfreundschaften übrig und es kommen noch weniger neue Freunde dazu. Die meisten davon sind berufliche Kontakte, die nach der Pensionierung erlöschen. Es lohnt daher, gezielt einen privaten Freundeskreis aufzubauen und zu pflegen. Mit etwas Geschick lässt sich der Aufwand dafür klein halten und zugleich als Übung in geistiger Fitness gestalten.

So bauen Sie ein soziales Netz auf

- Verschaffen Sie sich eine Übersicht über Ihre Bekannten. Schreiben Sie die Namen auf, die Art, Häufigkeit und Festigkeit der Beziehung sowie die Besonderheiten, die diese Person für Sie einzigartig und unverzichtbar machen.
- Akivieren Sie alte, eingeschlafene Kontakte. Erkunden Sie über Telefonbuch oder gemeinsame Bekannte die aktuelle Telefonnummer und rufen Sie dort an. Sagen Sie, Sie hätten gerade an die gemeinsamen Zeiten gedacht und seien neugierig, was aus ihm/ihr geworden sei.
- Was für Kontakte fehlen Ihnen? Das können Menschen mit nützlichen Berufen, Hobbys und Beziehungen sein, aber auch Personen für brachliegende emotionale Bedürfnisse. Achten Sie nicht nur auf Gleichgesinnte, sondern vor allem auf Leute, die anders sind als Sie.

- Überprüfen Sie, ob Sie solche Personen in Ihrem Umkreis finden, zum Beispiel als Freunde von Freunden. (Bitten Sie in diesem Fall Ihre Freunde, Sie miteinander bekannt zu machen.)
- Nach den übrigen Kontakten halten Sie in Zukunft Ausschau oder überlegen sich, wie Sie sie kennenlernen könnten. Gehen Sie zu passenden Veranstaltungen oder chatten Sie in Internetforen. Oder schreiben Sie interessante Personen an (z. B. per E-Mail auf deren Homepage), stellen Sie Fragen und erklären Sie den Grund für Ihre Fragen, indem Sie bei der Gelegenheit einige Informationen über sich preisgeben.
- Planen Sie ein, dass Sie zehn Kontaktversuche unternehmen müssen, um einen neuen Freund zu gewinnen. Eine Ablehnung richtet sich nicht gegen Sie persönlich. Der andere kennt Sie ja nicht. Er verfolgt lediglich andere Prioritäten als Sie.
- Wo immer möglich, holen Sie sich Informationen nicht nur aus Büchern, sondern von Personen, die sich auf dem jeweiligen Gebiet auskennen. Nehmen Sie an Kursen und Hobbygruppen teil – da gewinnen Sie neben Kenntnissen auch Erfahrungen Gleichgesinnter und neue Bekanntschaften.

So halten Sie Ihr soziales Netz aufrecht

- Warten Sie nicht ab, ob sich Ihre neuen Bekanntschaften von sich aus bei Ihnen melden. Rufen Sie nach einigen Tagen an. Sagen Sie, Sie würden das interessante Gespräch gern fortsetzen.
- Sobald Ihr Bekanntenkreis größer wird, sollten Sie wählerisch werden. Bei welchen Kontakten lohnt es

sich, sie fortzusetzen – und wie intensiv? Es ist kaum möglich, mehr als zwei Dutzend Bekannte einmal im Monat zu treffen – da müssten Sie jeden Abend ausgehen.

- Rufen Sie täglich drei Leute aus Ihrem Adressbuch ohne Anlass an oder schicken Sie eine E-Mail. Erkundigen Sie sich nach Neuigkeiten. Stehen zum Beispiel vierzig Personen in Ihrer Liste, würden Sie sich etwa alle zwei Wochen bei jedem melden. Das reicht, um in deren Wertehierarchie mit der Zeit zu einer festen Bekanntschaft aufzurücken. Falls Sie mal ein dringendes Anliegen haben, können Sie auf dieser Bindung aufbauen.
- Nur Ihre besten Freunde treffen Sie öfter unter vier Augen. Miteinander reden ist gut – gemeinsam etwas unternehmen oder ein Hobby ausüben ist besser.
- Für die Übrigen organisieren Sie einmal im Jahr eine große Party, am besten zu Ihrem Geburtstag. Mit den Gegeneinladungen Ihrer Bekannten treffen Sie so jeden ein zweites Mal – und haben zugleich Gelegenheit, deren Bekanntenkreise kennenzulernen. Fehlen Ihnen Räumlichkeiten und Geld für eine große Fete? Tun Sie sich mit einem guten Freund zu einer gemeinsamen Feier zusammen und teilen Sie sich die Kosten.

Wege zu einem perfekten Namensgedächtnis

»Ich kann mir so schlecht Namen und Gesichter merken«, lautet eine häufige Entschuldigung für fehlendes

Interesse an neuen Bekanntschaften. Wie peinlich, wenn Sie auf die Frage: »Ich bin …, und wer sind Sie?« zur Antwort erhalten: »Ich bin Margitta, wir haben vorgestern bei der Lesung nebeneinander gesessen und uns in der Pause bekannt gemacht.«

Namen sind willkürlich. Sie benennen keine Eigenschaft der bezeichneten Person. Sie sind für uns bedeutungslos (im wörtlichen Sinne: frei von Bedeutung). Kein Wunder, dass unser Gehirn sie für unwesentlich hält und gleich wieder vergisst. Gedächtnisexperten haben zur Gegenwehr ausgeklügelte Systeme entwickelt, mit denen es möglich ist, sich Hunderte von neuen Personen mit Namen und Aussehen zu merken. Sie sind aber meist nur für Profis (Politiker, Personalchefs, Schulungsleiter) interessant, die häufig mit großen, wechselnden Gruppen zu tun haben. Wer sich selten mehr als zehn neue Gesichter auf einmal einprägen muss, kommt mit mentalen Hilfen aus, die keinen Lernaufwand erfordern. Ich stelle Ihnen zunächst diese einfache Dialog-Methode vor, bevor ich Ihnen einen Einblick in die Tricks der Profis gebe.

Die Dialog-Methode

Seien Sie auf neue Namen vorbereitet

Sie kommen auf eine Party, die in vollem Gange ist, und drücken einem Dutzend Leute die Hand. Die murmeln kurz ihren Namen, doch der Hintergrundlärm verschluckt die Hälfte. Ist es da ein Wunder, dass Sie sich hinterher an keinen erinnern können? Nach dem fünften Namen haben Sie den ersten garantiert vergessen.

Stellen Sie sich kurz auf die Situation ein und nehmen Sie sich vor, auf Namen und Gesichter zu achten.

Vorstellung als kurzer Dialog

Wiederholen Sie grundsätzlich jeden Namen im Gespräch, mit dem sich Ihnen jemand Fremdes vorstellt. Sie beginnen den Dialog:

»Guten Abend, ich bin … Und Sie?«

»Ingo Böhme.«

»Ingo Böhme? Ich freue mich, Sie kennenzulernen.«

Gewöhnen Sie sich eine Antwort an, die Ihnen Gelegenheit gibt, jeden Namen, den Sie hören, noch einmal laut zu nennen. Das hat drei Vorteile: Sie zwingen sich zur Aufmerksamkeit auf den Namen, vergewissern sich, ihn richtig verstanden zu haben, und prägen ihn sich besser ein.

Vornamen bevorzugt

Wenn es die Situation erlaubt, stellen Sie sich einander mit Vornamen vor. Man merkt sie sich leichter, da es weniger verschiedene Vornamen als Familiennamen gibt und Sie fast alle Vornamen schon einmal gehört haben.

Nachfragen

Bei nicht alltäglichen Namen stellen Sie sofort eine interessierte Frage: »Das ist ein ungewöhnlicher Name. Ich kenne niemanden, der so heißt. Woher kommt Ihr Name? Wie schreiben Sie sich?« Fragen Sie auch dann, wenn Sie glauben, den Namen genau verstanden zu haben. So ein Kurzgespräch ist eine hervorragende Merkhilfe.

Nutzen Sie ein Gedächtnisbild

Für Müller, Schneider oder Schuster stellen Sie sich einen Mann mit den Insignien seines Handwerks vor, also Mehlsack, Nadel oder Schuh. Andere Namen lassen sich in ein Bild verwandeln. Bei meinem Namen (Naumann) denken Sie an einen Mann, der das Wort »Now!« (englisch: jetzt) auf dem T-Shirt trägt. Kennen Sie bereits Personen mit dem gleichen Namen (das wird vor allem bei Vornamen öfter der Fall sein), verknüpfen Sie in Ihrer Phantasie mit deren Aussehen das Bild der neuen Bekanntschaft.

Tauschen Sie Adressen, Telefonnummern oder Visitenkarten aus

Das gibt Ihnen noch einmal Gelegenheit, sich mit dem Namen zu befassen. Sobald Sie ihn schriftlich haben, kann er Ihnen nicht mehr verloren gehen. Schreiben Sie spätestens am Morgen nach der Party auf, was Sie über die Person wissen. Sonst erinnern Sie sich nach einer Woche schon nicht mehr, wer sich hinter der Visitenkarte verbirgt.

Der Karikatur-Trick

Um sich das Gesicht zu merken, achten Sie auf ein, zwei auffällige Merkmale. Stellen Sie sich vor, Sie sollten von dem Gesicht Ihres Gegenübers eine Karikatur zeichnen. Tests haben ergeben, dass wir uns solche Übertreibungen leichter merken als die Originalgesichter. Fügen Sie diese Karikatur zu Ihrem Gedächtnisbild vom Namen der Person hinzu.

Schreiben Sie am Folgetag auf, wen Sie kennengelernt haben
Erinnern Sie sich an die Gesichter und die Informationen, die Sie über diese Leute erhalten haben. Schauen Sie nach drei Tagen noch einmal auf diese Liste, um Ihre Erinnerung zu festigen.

Die Experten-Methode
Profis, die sich fünfzig oder mehr Personen auf einen Schlag merken, ordnen Gedächtnisbilder in vorbereitete Kategoriensysteme ein. Über 90 Prozent der Namen können Sie einer der folgenden Schubladen zuordnen.

Namensgleichheit
Wenn Sie schon eine Person mit diesem Familiennamen kennen, stellen Sie sich vor, der neue Träger dieses Namens sei ein Verwandter.

Einzelbegriffe
Ein Teil der Namen besitzt eine Bedeutung, die sich beim ersten Anhören erschließt. Zu den häufigsten Namen gehören *Berufe*: Herr/Frau Müller, Fischer, Schulz(e) (von Dorfschulze), Schmidt (von Schmied), Brettschneider, Schumacher, Zöllner, Koch, Markgraf oder Meyer (von Meier, landwirtschaftlicher Verwalter). Andere stammen von *Tieren oder Pflanzen*: Herr/Frau Wolf, Hundt, Vogel, Egel, Hummel, Linde, Kirsch, Kohl, Reisig. Dazu kommen *Orte/Örtlichkeiten* (Herr/Frau Templin, Freiberger, Wiese, Heym, Grashof) oder *Gegenstände* (Herr/Frau Degen, Buch, Höllriegel, Huth, Binder, Nagel, Kaltofen). Auch zahlreiche, oft altertüm-

liche *Vornamen* kommen als Familiennamen vor (Herr/Frau Bastian, Arnold, Hellmuth, Frommhold, Wilhelm). In all diesen Fällen eignet sich ein Phantasiebild des Ursprungsbegriffs – bei Vornamen eine bekannte Person des gleichen Vornamens – als Gedächtnisstütze. Beschreibt der Name eine *Eigenschaft*, versehen Sie in Ihrer Phantasie den Namensträger mit diesem Merkmal (Herr/Frau Schwarz, Weiß, Roth, Redlich, Schnelle, Kraft, Schlicht).

Bildhafte Namen

Viele Namen stimmen zwar nicht direkt mit einem Alltagsbegriff überein, rufen aber dennoch eine bildhafte Assoziation hervor: zum Beispiel Grabert, Körner, Rempel, Huster, Frömmig, Ertmann, Kramer, Winckler. Bei anderen können Sie mit etwas Phantasie ein Bild erfinden: Hempel (hampeln), Reinisch (reinlich, Reinecke Fuchs), Freese (Fräse, Friese).

Kombinationsnamen

Viele Namen sind (oder wirken wie) aus zwei Wörtern zusammengesetzt. Oft sind die Einzelbestandteile verkürzt: Gerstmann, Kaminski, Biering, Gottschalk. Sie laden zu kombinierten Bildern ein: ein Mann mit einer Gerstenähre, ein Kamin mit Ski, ein Ring aus Bier, ein Gott mit Narrenmütze.

Bedeutungsleere Namen

Die Bedeutung mancher Namen ist ohne Nachforschen nicht zu erschließen. Das betrifft die meisten ausländischen Namen, aber auch deutsche Namen wie Strübing oder Lüdicke. Eine Möglichkeit wäre, Namen wie Argajunow oder Csikszentmihalyi in kleine Einheiten aufzusplitten und dazu Bilder zu erfinden. Bei dem ungarischen Namen Csikszentmihalyi (gesprochen tschickßentmihai) – der Name eines bekannten amerikanischen Psychologen, geboren als Kind ungarischer Diplomaten – könnten Sie beispielsweise aus chic, Cent, mich und Hai eine Minigeschichte basteln.

Meist aber lohnt sich die Mühe nicht. Wenn Sie sich alle übrigen Namen Ihrer neuen Bekannten mithilfe von Bildern gemerkt haben, bleiben wahrscheinlich nur drei oder vier Namen dieser letzten, komplizierten Kategorie übrig. Merken Sie sich diese Namen mit der Dialog-Methode, indem Sie sich nach der Herkunft des Namens erkundigen oder ihn aufschreiben. Der Namensträger wird es gewohnt sein, dass die Leute Schwierigkeiten mit seinem Namen haben.

So behalten Sie Namen *und* Gesichter

Die Zuordnung von Namen zu Ihren vorbereiteten Schubladen erleichtert Ihnen, sich eine größere Zahl von Namensbildern einzuprägen. Doch Sie wollen ja nicht nur die Namen behalten, sondern auch die zugehörigen Personen. Für diese schwierige Aufgabe haben die Profis eine Reihe von Systemen entwickelt. Sie beruhen alle auf dem gleichen Prinzip: Sie stellen zwischen dem Namensbild und dem Aussehen der Person eine Verbindung her. Beispiele:

- Sie treffen einen Rüdiger Wolf. Er ähnelt Mick Jagger in jungen Jahren. Jagger klingt wie Jäger. Ihr Bild:

Ein junger Mick Jagger jagt den Wolf mit dem menschlichen Gesicht des Herrn Wolf. Der Wolf ist natürlich ein Rüde – so merken Sie sich den Vornamen.

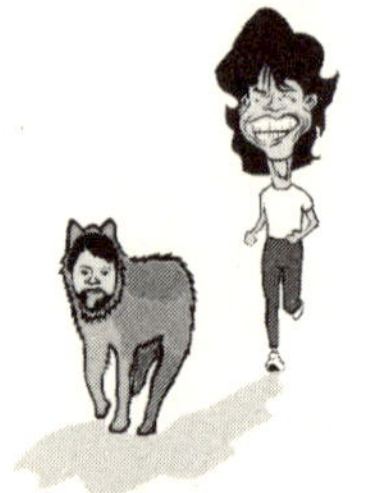

- Sie lernen Ingrid Galow kennen. Sie wirkt etwas geziert und unnahbar. Sie stellen sich diese Etepetete-Dame als Ingenieurin (Abkürzung »Ing.« für Ingenieur und Ingrid) in Arbeitsklamotten in einem galligen Dorf (»Galow«) vor, wo alte Omas aus den Fenstern schauen und bei Ingrids Anblick mit galliger Miene hinterher schimpfen.

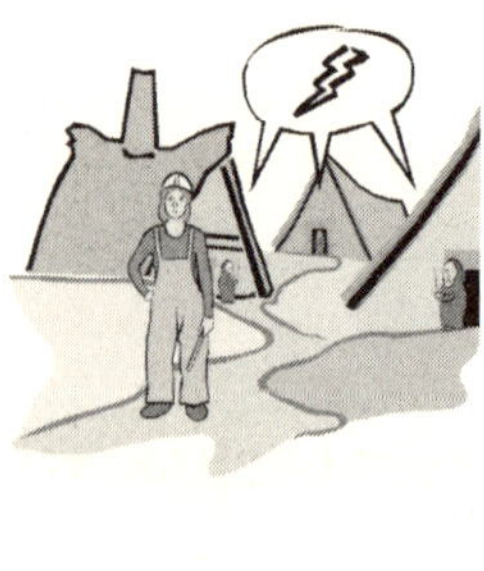

- Eine ältere, etwas zurückhaltende Dame heißt Renate Hertzsch. Sie verbinden ihren Familiennamen mit ihrem herzförmigen Gesicht und stellen sich vor, Sie *ren*nt (»*Ren*ate«) ganz gegen ihre Natur aus dem Raum. Falls Sie wissen, dass Renate auf Deutsch »die Wiedergeborene« bedeutet, können Sie sich auch ausmalen, wie Sie mit ihrem Herzgesicht einer Erwachsenen auf die Welt kommt.

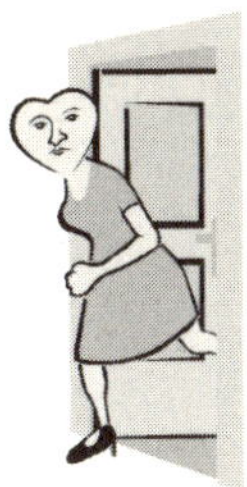

Ein weiterer Profitrick: Wenn möglich, erkundigen Sie sich im Voraus nach den Namen der Eingeladenen. Sie schreiben die Namen auf und lernen sie mithilfe von Namensbildern auswendig. Dann brauchen Sie, wenn Sie einander vorgestellt werden, nur noch die Gesichter mit den bereits vertrauten Namen verbinden.

Eine ausführliche Einführung in die Experten-Methode finden Sie in: »Gedächtnistraining« von Gregor Staub (Econ, 2005).

Grundkurs Gesprächsführung

Ärgern Sie sich manchmal, dass Sie in einer Gesprächsrunde nicht zu Wort kommen? Alle reden gleichzeitig und wollen einander mit ihrem Wissen übertrumpfen. Dabei kommt aus ihren Mündern hauptsächlich heiße Luft. Gibt es eine Methode, wie Sie schlagartig alle Blicke (und Ohren) auf sich ziehen können?

Bevor ich Ihnen den Trick verrate, bitte ich Sie, kurz über folgende Frage nachzudenken: Warum reden wir mit anderen Menschen? Sicher doch, um ihr Wissen, ihre Meinungen, Gefühle, Vorlieben und Abneigungen kennenzulernen. Wir sind neugierig auf andere Menschen. Wirklich? Dann müssten wir ihnen viel zuhören und möglichst wenig reden. Doch das Gegenteil ist der Fall. Jeder misst seinen Erfolg in der Runde daran, wie oft er selbst zu Wort gekommen ist.

Dieses Paradox zeigt: Wir kommunizieren nicht, um mehr zu erfahren. Der Informationsaspekt spielt nur eine untergeordnete Rolle. Gespräche dienen vielmehr dazu, um uns Wertschätzung zu erwerben. Die Dauer der Redebeiträge dient als Gradmesser der persönlichen Wichtigkeit. Forscher haben dafür zahllose Belege gefunden:

- Chefs reden bei Beratungen im Schnitt länger als ihre Mitarbeiter, unabhängig davon, wer zu der besprochenen Thematik über das meiste Expertenwissen verfügt.
- Kinder haben traditionell zu schweigen, wenn Erwachsene sich unterhalten – aus Gründen der Ehrerbietung, nicht, weil sie wirklich weniger zu erzählen hätten.
- Selbst Wissenschaftler sind von dieser Eitelkeit nicht

frei. Bei Kongressen überziehen die Vortragenden umso mehr ihre Redezeit, je höher ihr Status ist.

- Dass Frauen meist mehr reden als Männer, liegt nicht nur an ihrer besseren Sprachkompetenz. Sie gleichen damit oft auch Machtgefälle in ihrer Beziehung aus.

Wer fragt, der führt

Nutzen Sie dieses Paradox aus, um im Gespräch die Führung zu übernehmen. Wenn Sie das nächste Mal in einer lebhaften Runde mit Ihrer Meinung nicht durchdringen – kämpfen Sie nicht länger ums Wort. Rufen Sie stattdessen dazwischen: »Moment. Das verstehe ich nicht. Wie meinst du das?«

Wetten, dass der Sprecher Ihnen schlagartig seine Aufmerksamkeit zuwenden wird? Wer will schon weiterreden, wenn er riskiert, nicht verstanden zu werden? Er wird seinen Redefluss unterbrechen, um seinen Gedankengang zu erläutern, und Sie haken nach: »Dazu hätte ich eine Frage.« Und nun können Sie Ihre Ansicht, die Sie in den letzten zehn Minuten vergeblich loswerden wollten, ganz bequem in Frageform (einschließlich der Begründung, warum Sie fragen) in die Runde werfen: »Bist du dir da ganz sicher? Ich denke nämlich …«

Wenn Sie fragen, statt zu argumentieren, haben Sie einen zweiten Vorteil errungen. Mit Ihren Fragen bestimmen Sie, worüber gesprochen wird. Obwohl Sie relativ wenig sagen, lenken Sie die Richtung der Unterhaltung.

Das Sokratische Gespräch

Der Philosoph Sokrates ging jeden Tag auf den Athener Marktplatz und verwickelte Bürger in eine Unterhaltung. Er setzte die Miene eines unwissenden Laien auf, der Belehrung suchte. Die Gespräche verliefen ungefähr nach folgendem Muster:

»Was bist du von Beruf? Soldat? Dann kannst du mir doch bestimmt erklären, was Tapferkeit ist.«

»Na klar«, erklärte der Angesprochene geschmeichelt. »Wer auch vor einem überlegenen Feind nicht zurückweicht, ist tapfer.«

»Und wenn er nur deswegen ausharrt, weil sein ehrsüchtiger Offizier droht, jeden hinrichten zu lassen, der bei einem verlorenen Kampf sein Leben für eine spätere Revanche bewahren will? Wer ist da tapfer? Der seinen Offizier fürchtet oder wer ihm mutig entgegentritt?«

»Na ja, wer einem unfähigen Heerführer trotzt, ist sicher besonders tapfer.«

»Ja, woran erkennt man dann aber in so einem Fall den Tapferen? Wann es mutig sein kann, einer Gefahr auszuweichen?«

»Dann sage ich: Tapfer ist, wer sich dem Verhalten der Mehrheit widersetzt.«

»Wenn hundert Mann in Panik flüchten, aber sich tausend Mann der Gefahr entgegenstellen?«

Und so weiter. Mit seinen Fragen weckte Sokrates Zweifel an vorschnellen Urteilen, ohne sich selbst auf eine bestimmte Ansicht festzulegen. Dennoch schält sich am Ende eine Erkenntnis heraus, wonach Tapferkeit von der vernünftigen Abwägung von Gefahren im konkreten Einzelfall abhängt.

Folgende Regeln helfen Ihnen, die optimalen Fragen zu formulieren:

Offene statt geschlossene Fragen

Fragen, die mit »wer«, »wo«, »wann« oder ohne Fragewort beginnen, ziehen meist nur einsilbige Antworten nach sich. Beispiele:

- Hast du gut hergefunden?
- Wer hat das gemacht?
- Wann fällt die Entscheidung?

Man nennt sie geschlossene Fragen. Sie eignen sich kaum, um eine Unterhaltung anzuregen. Wegen der kurzen Antworten müssen Sie viele Fragen kurz hintereinander stellen und das Gespräch nimmt den Charakter eines Verhörs an.

Besser eignen sich offene Fragen. Sie beginnen mit Fragewörtern wie »wie«, »warum«, »wodurch«, »auf welche Weise« und laden zu ausführlicheren Antworten ein.

Geschlossene Fragen lassen sich immer in offene Fragen umformulieren. Beispiele:

- Wie war die Fahrt hierher?
- Was weißt du über die Person, die das gemacht hat?
- Wovon hängt die Entscheidung ab?

Aggressive Spitzen meiden

Die Versuchung ist groß, die zurückgehaltene eigene Meinung indirekt in die Frage einzubauen. Etwa so: »Bist du wirklich der Meinung, wir sollten da hingehen?« Der Partner hört genau, dass hinter dem Füllwort »wirklich« ein Zweifel an seiner Urteilsfähigkeit steckt. Fragen Sie neutral. Ihre Meinung sagen Sie mittels der nächsten Regel.

Gefühlsbotschaften einbauen

Um Ihre Position auszudrücken, nennen Sie Ihre Empfindung in Form einer indirekten Frage: »Ich bin mir unsicher, ob wir da hingehen sollten.«

Eine Gefühlsbotschaft versteht der Zuhörer nicht als Angriff, sondern als Aufforderung, seine Auffassung genauer zu erläutern und Ihre Zweifel ernst zu nehmen.

Den meisten Menschen fällt es schwer, in der Hitze des Gesprächs ihre Gefühle klar zu benennen. Eine kleine Übung schafft Abhilfe.

Erinnern Sie sich an zehn emotional geladene Situationen aus den letzten Wochen. Welche Gefühle empfanden Sie da? Schreiben Sie sie auf, unterteilt in drei Rubriken, für die ich Ihnen einige Beispiele gebe:

Positive Gefühle: Ich bin …
… beeindruckt
… dankbar
… gespannt, ob …
… froh
… stolz
… voller Hoffnung
Negative Gefühle: Ich bin …
… ärgerlich
… enttäuscht
… schockiert

Widersprüchliche Gefühle: Ich bin ...
... im Zweifel
... froh und enttäuscht zugleich
... ungeduldig
... unsicher
... unschlüssig

Begründen, warum Sie fragen
Wer eine Frage gestellt bekommt, fragt sich oft: »Was bezweckt er mit dieser Frage?« Sagen Sie deshalb nach Ihrer Frage: »Ich frage, weil ich wissen möchte ...«

Sie schlagen zwei Fliegen mit einer Klappe. Sie beruhigen Ihren Partner über Ihre Motive, indem Sie ihm eine Richtung für seine Antwort vorgeben. Und Sie können in der Begründung bequem Ihre eigene Meinung unterbringen, während Sie sich in der eigentlichen Frage lieber jedes Kommentars enthalten: »Ich frage, weil ich der Meinung bin, dass ...«

Der Kommunikationsprofi – so werden Sie ein beliebter Gesprächspartner

Wie viele Bereiche des Lebens ist auch die Verständigung von Vorurteilen belastet. Junge Leute reden nur über oberflächliches Zeug wie Mode, Fernsehserien und Eintagsfliegen im Popgeschäft. Alte Leute klagen über Krankheiten und dass früher alles besser war. Hausfrauen haben nur Herd und Kinder, Banker bloß ihre Börsenkurse und Intellektuelle weltfremde Bücher im Kopf.

Klischees halten sich hartnäckig, weil sie in vielen Fällen bestätigt werden. Wir treffen tatsächlich auf Teenager, die nur vom neuesten Lippenstift oder Computerspiel schwärmen, und auf Ältere, deren Interesse nur erwacht, wenn sie über ihre Wehwehchen klagen dürfen.

Klischeehaftes Verhalten ist ein Zeichen geistiger Bequemlichkeit. Wer mental fit ist, ist immer für eine Überraschung gut. Er ist in der Lage, sich flexibel auf unterschiedlichste Themen einzustellen.

Dabei sind zwei Phasen des Gesprächs zu unterscheiden:

Phase 1: Der Smalltalk

Wo immer zwei Menschen zusammentreffen, brauchen sie einige Minuten, um sich aufeinander einzustellen. Das betrifft nicht nur Fremde, sondern auch Freunde und Kollegen, die sich eine Weile nicht gesehen haben. In der Aufwärmphase sind tiefschürfende, konfliktträchtige Gesprächsthemen unangebracht. Selbst Professoren, die ein neues Forschungsprojekt besprechen wollen, werden sich erst einmal nach dem Befinden des werten Kollegen erkundigen. Dann besprechen sie das Wetter, die Fahrt zum Treffpunkt und wie es der Familie und gemeinsamen Bekannten geht.

Kommunikationsforscher haben herausgefunden, dass unabhängig vom intellektuellen Niveau es stets dieselben Themen sind, die zwei Personen auf dieselbe Wellenlänge bringen:

1. Wohnort, Land, Stadt (-viertel), Straße
2. Familienstand und Kinder

3. Haustiere und Tiere allgemein
4. Beruf, Tätigkeit, Studium, Ausbildung
5. Hobbys, Freizeit
6. Urlaub, Reisen

Diese Themen verraten Ihnen einiges über die Vorlieben und Abneigungen Ihres Gegenübers, ohne zu intim zu werden. Sie können sich diese Themen leicht merken, indem Sie sich folgendes Bild einprägen: Ihre Familie nebst Hund vor Ihrem Haus in Berufskleidung, aber mit Urlaubskoffer und den Utensilien Ihres Hobbys (Buch, Gitarre, Joggingschuhe) in der Hand.

Nicht geeignet sind alle Themen, die unangenehm, peinlich oder Auslöser von Streitigkeiten werden könnten. Das sind:

1. Politik, Weltanschauung
2. Religion
3. Krankheiten
4. Kritik am Essen oder den Gastgebern
5. Schwierigkeiten in Ehe und Partnerschaft
6. Geld oder Geschäfte

Beide Gesprächspartner reden in dieser Phase ungefähr gleich viel. Sollte Ihr Gegenüber Sie gleich mit einem Monolog überfallen, bremsen Sie ihn mit der Sokratischen Fragemethode. Innerhalb einer Viertelstunde Smalltalk wissen Sie ungefähr, mit was für einer Persönlichkeit Sie es zu tun haben. Wenn Sie keine Sympathie empfinden, ziehen Sie sich unter einem Vorwand zurück. Ansonsten lenken Sie zur zweiten Phase über.

Phase 2: Der Gedankenaustausch
Sie haben ein, zwei Themen entdeckt, bei denen Sie beide übereinstimmende Interessen und Ansichten haben. Gehen Sie nun vom oberflächlichen Smalltalk aus in die Tiefe, indem Sie indirekt fragen: »Sie sagten vorhin … Mich interessiert dabei Folgendes …«

In der Position des Fragenden wirken Sie interessiert und unaufdringlich – kurz: sympathisch. Sollte Ihr Gegenüber sich zu ausführlich über ein Thema verbreiten, bringen Sie ihn mit einer Zwischenfrage auf ein anderes Thema: »Gut, aber was sagen Sie zu folgendem Problem …?«

Je mehr Sie in die Tiefe gehen, umso öfter werden Sie auf Meinungsverschiedenheiten und Streit treffen. Diplomatisch alle Klippen umschiffen? Das wäre schade. Konstruktiver Streit kann einer Beziehung Originalität und Qualität verleihen. Voraussetzung: Sie kämpfen nicht darum, wer recht hat, sondern interessieren sich für die Gründe hinter der abweichenden Meinung.

Streitkultur ist eine gute Methode, den Geist geschmeidig zu halten. Sie führen einen Wettkampf der Argumente und werden veranlasst, auf unerwartete Einwände rasch und clever zu reagieren. Wo Ihnen die Argumente ausgehen, erkennen Sie die Notwendigkeit, sich genauer zu informieren. Ältere Menschen reden oft nur noch mit ihresgleichen. Andere Meinungen nehmen sie nicht mehr zur Kenntnis. Wer bereit ist, über andersartige Ansichten nachzudenken und die Dinge mal aus ungewohnter Perspektive zu betrachten, bewahrt sich einen jugendlichen Kopf.

Schlagfertigkeit – der Schlüssel zu einem wendigen Geist

Haben Sie schon mal folgende Situation erlebt? Sie wollten auf eine Bosheit mit einer frechen, geschliffenen Antwort reagieren, die den Beleidiger sprachlos zurücklässt. Der passende Gegenschlag ist Ihnen auch eingefallen – aber leider erst eine halbe Stunde später.

Bereits frühere Generationen hatten mit der Trägheit des Verstandes so ihre Probleme. Wurde im 18. Jahrhundert ein Gesandter zur Audienz bestellt, musste er sich auf raue Umgangsformen einstellen. Oftmals ließ der Fürst an dem Ausländer seine Launen aus, brüllte oder schlug sogar mit dem Stock nach ihm. Erst hinterher, wenn er die Treppe zum Ausgang hinunterschlich, fielen dem Gedemütigten all die witzigen und schlagfertigen Antworten ein, mit denen er dem Anschnauzer hätte geistreich Paroli bieten können.

Was glauben Sie, was der abgekanzelte Gesandte seinen Angestellten über die Audienz erzählte? Dass er wie ein begossener Pudel vor dem geifernden Potentaten stumm den Kopf senkte? Im Gegenteil: Er rühmte sich, dem Landesfürsten mit seinen witzigen Entgegnungen Respekt abgerungen zu haben – und verschwieg, dass ihm seine Bonmots in Wahrheit erst beim Treppenhinuntersteigen eingefallen waren. Tage später erfuhren sie natürlich durch den Hofklatsch, wie es ihrem Chef tatsächlich ergangen war. Sie nannten die Antwort, die er dem Fürsten angeblich gegeben haben wollte, deshalb einen »Treppenwitz«.

Auch wenn Sie sich noch so fest vornehmen, beim

nächsten Mal sofort zu parieren – was, wenn sich wieder kein spontaner Geistesblitz einstellt? Der Grund für die Sprachlosigkeit liegt in dem Überraschungseffekt, mit dem der Angreifer zuschlägt. Bis Sie sich auf die Attacke eingestellt haben, ist der Augenblick bereits verpasst.

Nie mehr sprachlos!

Im Gespräch neigen wir wie in vielen Lebensbereichen zur Bequemlichkeit. Wir geben Routineantworten. Beispiele:

1. »Ich mache mir Sorgen um dich.« – »Weshalb? Mir geht's prima.«
2. »Dein Verhalten ist unmöglich.« – »Das ist wohl meine Sache.«
3. »Wie gefällt dir unsere neue Wohnung?« – »Sehr schön.«

Auf Besorgnis reagieren wir mit Beschwichtigung, auf Kritik mit Gegenwehr und höfliche Fragen beantworten wir mit höflichen Floskeln. Schlagfertigkeit indes bedeutet, aus einer unerwarteten Perspektive zu reagieren, zum Beispiel folgendermaßen:

1. »Ich mach mir Sorgen um dich.« – »Wie schön. Ich fürchtete schon, es ginge mir zu gut.«
2. »Dein Verhalten ist unmöglich.« – »Du siehst doch, dass es möglich ist.«
3. »Wie gefällt dir unsere neue Wohnung?« – »Möchtest du eine höfliche oder eine ehrliche Antwort?«

TV-Stars wie Harald Schmidt hat ihre Schlagfertigkeit zu vielfachen Millionären gemacht. Sie besitzen keine Gehirnwindung extra und auch kein Schlagfertigkeitsgen. Das Geheimnis liegt wie bei allen anderen mentalen Talenten in der Methode. Der clevere Wortjongleur verlässt sich nicht auf seine Intuition. Er hat vielmehr einige Muster im Kopf, mit denen er jede verbale Bombe entschärfen kann. Was wie ein spontanes Ausspielen mentaler Stärke aussieht, ist in Wahrheit eine vorher eingeübte Methode. Drei der wichtigsten Tricks sind:

- Übertreibung bis ins Unmögliche: »Mein Mann arbeitet vierzehn Stunden am Tag.« – »Meiner mindestens vierzig.«
- Plötzlicher Wechsel der Perspektive: »Mein Mann arbeitet vierzehn Stunden am Tag. Zumindest tut er so.« (Wechsel von der Ebene »Er ist überarbeitet« zu »Er lässt sich bemitleiden«.)
- Das Gegenteil des Erwarteten sagen: »Ich halte ihn nicht für beschränkt – sondern für einen Volltrottel.«

Natürlich zeigen diese Beispiele, dass eine schlagfertige Antwort nicht unbedingt taktvoll sein muss. Es gibt jedoch fünf Antwortvarianten, mit denen Sie schlagfertig und zugleich höflich jede Konfliktsituation meistern. Ich führe sie Ihnen an praktischen Beispielen vor, die Sie ohne Extratraining sofort anwenden können. Denken Sie sich in folgende drei Situationen hinein:

1. Sie suchen an der Kasse nach Kleingeld. Da beschwert sich bereits die Verkäuferin: »Hallo, gnädi-

ge Frau! In einer halben Stunde habe ich Feierabend!«
2. Eine gute Freundin mustert Sie kritisch und sagt: »Warum ziehst du dir immer so langweilige Sachen an?«
3. Sie tragen im Team einen Vorschlag für das neue Projekt vor, über den Sie lange nachgedacht haben. Zu Ihrem Entsetzen sagt Ihr Chef: »Einen derartigen Unsinn habe ich schon lange nicht mehr gehört.«

Wie würden Sie spontan reagieren – also ohne lange über die optimale Reaktion nachzudenken? Die meisten schweigen verletzt, verbitten sich den Ton oder schimpfen zurück. Ab heute reagieren Sie überraschend anders. Sie nutzen eine der fünf einfachen und zugleich viel wirkungsvolleren Varianten der Gegenwehr.

Thema wechseln

Wenn Ihnen partout keine geistreiche Entgegnung auf der Zunge liegt, reden Sie betont freundlich über etwas anderes. Das verwirrt den Angreifer und lässt seine Attacke ins Leere laufen. Nebenbei zeigen Sie, dass Sie nicht so leicht zu erschüttern sind. Besonders gut eignet sich die Frageform. Sie zwingt ihn, auf Ihren Themenwechsel einzugehen:

1. Zu der patzigen Verkäuferin: »Wie lange haben Sie am Samstag geöffnet?«
2. Zu der Freundin: »Warum hast du dir ein Kleid mit so einem riesigen Muster gekauft?«

3. Zu Ihrem Chef: »Gibt es aus der Zentrale schon eine Entscheidung über das Budget?«

Betont sachliche Fragen

Fragen in nüchternem Ton sind eine wirkungsvollere Entgegnung als ein beleidigtes Schweigen oder ein Gegenangriff, der sich schnell zu einem heftigen Streit hochschaukelt. Sie nehmen den persönlichen Angriff nicht zur Kenntnis, sondern lediglich das sachliche Problem. Sie veranlassen den Angreifer zu einer ebenso sachlichen Antwort.

1. Zu der patzigen Verkäuferin: »Möchten Sie 16 Cent passend oder lieber meinen Fünfzigerschein wechseln?«
2. Zu Ihrer Freundin: »Das musst du mir genauer erklären. Stört dich eher die Farbe oder der Schnitt?«
3. Zu Ihrem Chef: »Was verstehen Sie in diesem Zusammenhang unter ›Unsinn‹?«

Kompliment statt Gegenangriff

Wenn der Angreifer Sie in Verlegenheit gebracht hat, können Sie ihn mit einem entwaffnenden Kompliment in noch viel stärkere Verlegenheit bringen. Achtung: Hier ist kein ironischer Tonfall angebracht, sondern naive Freundlichkeit!

1. Zu der patzigen Verkäuferin: »Ich mag diesen Supermarkt. Das Personal ist hier immer besonders freundlich und verständnisvoll.«

2. Zu Ihrer Freundin: »Ich schätze an dir, dass du dich stets bemühst, mich durch nette Komplimente aufzumuntern.«
3. Zu Ihrem Chef: »Danke, dass Sie mir so offen die Meinung sagen.«

Wörtliche Zustimmung

Fällt es Ihnen schwer, in der Situation aus dem Angriff eine Frage oder ein Kompliment zu entwickeln, reagieren Sie ganz mechanisch – ohne lange zu überlegen – mit einer Zustimmung, indem Sie die Aussage, die Sie gerade gehört haben, wörtlich nehmen. Dies setzt den Angreifer garantiert schachmatt. Sie können diese Zustimmung noch durch einen eigenen, erweiternden Gedanken unterstreichen, sofern Ihnen auf die Schnelle etwas Passendes einfällt. (Diesen Zusatzgedanken habe ich in Klammern gesetzt.)

1. Zu der patzigen Verkäuferin: »Tatsächlich. In einer halben Stunde. (Das freut mich für Sie.)«
2. Zu Ihrer Freundin: »Stimmt. Ich versuche, unauffällig zu wirken. (Woran hast du das erkannt?)«
3. Zu Ihrem Chef: »Das tut mir leid. (Erklären Sie mir, wo ich falsch gedacht habe?)«

Der lakonische Zweisilber

Fällt Ihnen überhaupt nichts ein, pariert eine zweisilbige Minimal-Entgegnung den Angriff immer noch besser als jedes verlegene Kopfeinziehen. Sie verschafft Ihnen zudem einige Sekunden Bedenkzeit, um sich eine clevere Entgegnung zu überlegen.

1. Zu der patzigen Verkäuferin: »Wirklich?«
2. Zu Ihrer Freundin: »Ehrlich?«
3. Zu Ihrem Chef: »Wie schade.«

Sinnsuche – kein Privileg für Teenager

Wozu überhaupt alt werden? Die antiken Griechen hatten ein Sprichwort: »Wen die Götter lieben, den lassen sie jung sterben.« Das Alter ist mit Leistungsverlust und Krankheiten verbunden. Deswegen möchte jeder gern alt werden, aber keiner alt sein. Und mancher will nur aus einer Art Rekordlust viele Jahre für sich verbuchen. Alle seine Feinde überleben! Länger auf der Welt sein als alle Übrigen ist sein persönlicher Triumph.

Wie der Zeitgeist die Sinnfrage bestimmt

Wer sein Alter genießen will, braucht mehr als eine gute Rente. So mancher Pensionär weiß mit seinem wohlverdienten Lebensabend nichts anzufangen. Er sehnt sich nach seinen Kollegen und den Zeiten, wo er noch gebraucht wurde. Wer sich überflüssig fühlt, verliert seinen Lebensmut und baut ab.

Der Sinn des Lebens – ist das nicht eine der ewigen Fragen der Menschheit? Keineswegs! Erst 1799 erwähnte ihn erstmals der Dichter Friedrich Schlegel in seinem Romanfragment »Lucinde«: »Nun versteht die Seele ... den heiligen Sinn des Lebens wie die schöne Sprache der Natur.« Wie das Zitat verrät, suchte er den Lebenssinn in der freien Natur, fernab von Revolutionswirren und aufkommender Industrialisierung.

Im folgenden Jahrhundert bestand der Sinn für die meisten in guten Werken, vor allem für die nachfolgenden Generationen. Meine Großeltern sagten noch: »Wir rackern uns ab, damit es unsere Enkel einmal besser haben.« Die Zukunft der Nachkommen war der Lebenssinn der industrialisierten Gesellschaft. Die Spuren dieser Sinnsuche findet man sogar in den Krimis von Agatha Christie. Ihr klassisches Mordmotiv waren Testamente und Erben.

Heute handeln die Mörder in Krimis oft ohne erkennbares Motiv. Ein Zeichen, dass es in der Gegenwart an Orientierungen mangelt. Das Allensbacher Meinungsforschungsinstitut fragt seit 1974 regelmäßig die Deutschen nach ihrem Lebenssinn. Das Leben genießen und glücklich sein, antworteten damals 49 Prozent. Im neuen Jahrtausend stieg ihr Anteil auf 64 Prozent. Traditionelle Werte (für andere da sein oder Leben nach göttlichen Geboten) verloren dagegen an Bedeutung.

Keine Staatsreligion gibt bei uns mehr verbindliche Lebensziele vor. Die Menschen dürfen sich ihren Lebenssinn selbst aussuchen – das ist eine große Chance, aber auch ein Risiko. Ein verfehlter Lebenssinn zieht ein verfehltes, »sinn-loses« Leben nach sich.

Heutzutage ist es fast schon eine moralische Verpflichtung geworden, einen möglichst originellen Lebenssinn aus dem Ärmel zu schütteln. Wer über Persönlichkeit verfügt, sollte doch wohl in der Lage sein, zu wissen, wozu er auf der Welt ist!

Wenn nun ein Freund Sie fragen würde »Was ist der Sinn deines Lebens?«, könnten Sie sofort eine klare Antwort geben? Falls nicht, trösten Sie sich: Anderen geht es auch so.

Sinn oder viele Sinne?

Wer Sie nach dem »Sinn« fragt, erkundigt sich nach einem größeren Zusammenhang, in den Sie Ihr Dasein einordnen. Daher der moralische Zeigefinger. Wehe, Sie sind ein nutzloses, selbstbezogenes Subjekt! Gibt es Menschen, für die Sie wichtig sind? Nutzen Sie der Gesellschaft oder liegen Sie der Allgemeinheit auf der Tasche? Ohne einen edlen Lebenssinn setzen Sie sich dem Verdacht aus, ein Egoist oder Einzelgänger zu sein.

Dabei ist es durchaus möglich, dass Sie den Lebenssinn, den Sie gern hätten, gar nicht erringen können. Zum Beispiel, weil Sie den Job, in dem Sie sich verwirklichen könnten, nicht bekommen haben. Oder weil Sie bei Personen, die Sie mochten, nicht auf Gegenliebe gestoßen sind.

Oft aber fehlt es gar nicht an Lebenssinn, sondern wir hegen zu hohe Sinn-Ansprüche. Wir wollen ein einzigartiges Leben führen. Eine banale Lebensaufgabe – seinen Unterhalt selbst verdienen und seine Kinder zu glücklichen Menschen erziehen – scheint dafür nicht mehr gut genug. Jedermann will aus der Masse herausragen und etwas Besonderes darstellen. Diese überhöhten Ansprüche sind schuld, wenn Menschen, die in Wahrheit ein sinnvolles Leben führen, unzufrieden sind und sich sagen: »Da muss doch mehr für mich drin sein.«

Noch von einer weiteren Illusion sollten wir uns verabschieden: Es gibt nicht *den* Sinn. Unsere Gesellschaft beruht auf einer Wertevielfalt. Wir verfolgen mehrere Sinne. Wir sind Eltern, Mitarbeiter, Freund, Hobbysportler und so weiter. Es ist überhaupt nicht nötig, unter den diversen Lebensinhalten einen davon zum Maßstab aller übrigen zu erheben.

Warum dann nicht einfach in den Tag hinein leben? Kann nicht auch ein Leben ohne Sinn aufregend und zugleich herrlich entspannend sein? Der Arzt und Psychologe Viktor Frankl hat diese Frage untersucht. Als Jude im KZ hat er erlebt, dass unter schwierigen Bedingungen nur der Überlebenschancen hat, der seinem Leben einen Sinn verleiht. Er will durchhalten, weil er in seinem Leben noch wichtige Aufgaben erfüllen will. Wir brauchen Ziele und Orientierungen, um Körper und Geist mobil zu halten.

Sie finden Sinnangebote auf drei Ebenen:

1. Genuss: Essen, Sexualität, Abenteuer
2. Ego: Karriere, persönlicher Erfolg, Ruhm
3. Gemeinschaft: soziales Engagement, Freunde, Familie, in Geschichte und Religion

Welcher Sinn oder Sinnmix passt zu Ihrer Persönlichkeit? Wie weit entspricht, was Sie tun, Ihren ureigensten Wünschen? Um das herauszufinden, unternehmen Sie noch einmal eine Phantasiereise, diesmal in Ihre Zukunft.

Das Rückschau-Spiel

Malen Sie sich Ihren neunzigsten Geburtstag aus. In allen Details und möglichst realistisch. Beantworten Sie dabei folgende Fragen:

1. In welcher körperlichen und geistigen Verfassung sehen Sie sich? Wach oder senil? Rüstig oder im Rollstuhl? Werden Sie überhaupt noch am Leben sein?
2. Wo werden Sie wohnen? In Ihrem Haus, einer Mietwohnung, einem Seniorenheim, einer Klinik? Eher wohlhabend oder ärmlich? Wie ist das Ambiente?
3. Welche Gäste werden mit Ihnen feiern? Welche Verwandten und Freunde? Auch sie werden gealtert sein – vergleichen Sie ihr Befinden mit dem Ihren. Wer von Ihnen wird sein Leben am besten gemeistert haben und warum? Werden neue Bekannte da sein, die Sie heute noch nicht kennen? Oder nur Pflegepersonal? Oder gar niemand?
4. Welche Geschenke wünschen Sie sich, welche werden Sie erhalten? Was verraten sie über Ihre Interessen und Beschäftigungen in diesem hohen Alter?

Werden Sie überhaupt noch materielle Wünsche haben?

5. In welchem Zustand wird die Welt um Sie herum sein? Machen Sie sich ein Bild von der Umwelt, dem Klima, der Gesellschaft und dem Verhalten Ihrer Mitmenschen.
6. Was werden Sie sich für die Jahre nach Ihrem neunzigsten Geburtstag vornehmen? Wie werden Sie leben? Welche Pläne wollen Sie verwirklichen? Sind Sie immer noch fest entschlossen, hundert und älter zu werden?
7. Und wenn Sie eines fernen Tages gestorben sein werden: Welches Lebensfazit soll auf Ihrem Grabstein stehen? Wie könnte Ihr Codewort für Ihren Einlass ins Paradies lauten? Wenn ein Maler Ihr Leben auf einem Gemälde darstellt – was wird darauf abgebildet sein? Gibt es ein für Sie charakteristisches Symbol, das im Zentrum des Gemäldes stehen wird?

Nun überprüfen Sie Ihre Antworten. Wo werden Sie gut abschneiden? Wo könnte es Probleme und Defizite geben? Wo ist Ihre Antwort unsicher? Noch haben Sie Zeit, bis zu Ihrem Neunzigsten die Dinge zu ändern. Vergessen Sie nicht: Die Zukunft beginnt immer jetzt.

Diese Übung eignet sich übrigens auch hervorragend als Spiel unter Freunden. Im kleinen Kreis können Sie einander Ihre Antworten vorlesen und darüber diskutieren. Bei einer Party können Sie aber auch die Fragen anonym beantworten und die Zettel austauschen lassen. Jeder liest die Antworten eines (unbekannten) anderen Gastes vor. Dann versuchen alle zu erraten, von wem die jeweiligen Aussagen stammen könnten.

Mit diesem Spiel lernt man einander besser kennen, erhält Anregungen für die eigene Sinnsuche und – schärft seinen Geist.

Tipps zum Weiterlesen

Csikszentmihalyi, Mihaly: Flow. Das Geheimnis des Glücks. Klett-Cotta, Stuttgart 1992
Der amerikanische Psychologe erklärt das von ihm entdeckte Flow-Gefühl, das im Zustand der Selbstvergessenheit zu geistigen Höchstleistungen befähigt.

Karsten, Gunther: Erfolgs-Gedächtnis. Mosaik, München 2002
Übungen, Tests und Merktechniken vom Gedächtnis-Weltrekordler.

Konopka, Peter: Entspannung und richtige Atmung. Econ, Berlin 2005
Der langjährige Mannschaftsarzt unserer Radprofis erklärt Aufbau und Funktion des Gehirns. Er hilft Ihnen, verschüttete Quellen Ihrer Intuition und Kreativität freizulegen, indem er Sie mit einfachen Übungen zu innerer Ruhe und Gelassenheit führt.

Naumann, Frank: Die Kunst des Smalltalk. Rowohlt Taschenbuch, Reinbek 2001
ders.: Die Kunst der Diplomatie. Rowohlt Taschenbuch, Reinbek 2003
ders.: Kleiner Machiavelli für Überlebenskünstler. Rowohlt Taschenbuch, Reinbek 2005

ders.: Die Kunst der Sympathie. Die selbstbewusste Art, sich beliebt zu machen. Rowohlt Taschenbuch, Reinbek 2007
In meinen Taschenbüchern biete ich Ihnen Zusatzinformationen: Nutzen Sie Ihre mentale Fitness, um wertvolle Kontakte zu knüpfen, Sympathien zu erringen, geschickt zu verhandeln und sich in schwierigen Zeiten clever durchzusetzen.

Oberbeil, Klaus: Glückshormone. Econ, Berlin 2005
Programmieren Sie Ihr Gehirn auf gute Laune und dauernde Glücksgefühle! Der Erfolgsautor verrät Ihnen seinen Weg zu mehr Lebensfreude.

Roizen, Michael F.: Real Age. Werden Sie so jung, wie Sie sein können. Mosaik, München 2001
Der führende Anti-Aging-Experte der USA erläutert alle Faktoren, die das Altern beeinflussen, und gibt Tipps fürs Jungbleiben.

Schirrmacher, Frank: Das Methusalem-Komplott. Blessing, München 2004
Der Herausgeber der »Frankfurter Allgemeinen Zeitung« plädiert für ein radikales Umdenken beim Umgang mit dem Alter.

Seiwert, Lothar: Das Bumerang-Prinzip. Gräfe und Unzer, München 2002
Deutschlands führender Zeitmanagement-Experte hilft Ihnen, Ihr Leben ins Gleichgewicht zu bringen, effektiv zu denken und zu leben sowie jede Art von Stress zu vermeiden.

Staub, Gregor: Gedächtnistraining. Econ, Berlin 2005
Der erfahrene Gedächtnistrainer erklärt seine Mega-Memory-Methode, mit der Sie sich leicht Namen, Fakten und Zahlen merken.

Strunz, Ulrich: Forever young. Das Erfolgsprogramm. Gräfe und Unzer, München 1999
Der »Laufpapst« gibt Ernährungs-, Fitness- und Motivationstipps, um in Körper und Geist jung zu bleiben.

www.gedaechtnisonline.de
Die hochgelobte Internetseite von Professor Edgar Heineken erklärt, wie das Gedächtnis funktioniert, bietet Ihnen einen Gedächtnistest und zahlreiche Anregungen, um Ihre Merkfähigkeit zu verbessern.

www.wissenschaft.de
Internetseite der Zeitschrift »Bild der Wissenschaft«, die täglich Neuigkeiten aus der Forschung mitteilt – auch zu Hirnforschung und Gedächtnis.

www.3sat.de/nano
Das Archiv der TV-Sendung »Nano« enthält leicht verständliche Beiträge und Links zu zahlreichen Forschungsthemen.

www.egonet.de
Das Online-Magazin, an dem ich als Autor mitarbeite, bietet rund 200 Ratgeberbeiträge an, unter anderem zu Kommunikation und Gedächtnis.

www.dzfa.uni-heidelberg.de
Deutsches Zentrum für Alternsforschung, Uni Heidelberg; erforscht interdisziplinär begünstigende und beeinträchtigende Faktoren gesunden und zufriedenen Alterns.

www.seniorweb.uni-bonn.de
SeniorWeb, herausgegeben von Prof. Georg Rudinger, Bonn, mit zahlreichen Informationen und Projekten rund ums gesunde Altern.

www.dggg-online.de
www.dgfa-aging.de
Die Homepages der Deutschen Gesellschaft für Gerontologie und Geriatrie sowie der Deutschen Gesellschaft für Alternsforschung bringen das Neueste aus der Wissenschaft vom Altern.

www.alois.de
www.deutsche-alzheimer.de
www.hirnliga.de
Die Internetseiten des Alzheimer Online Informationssystems, der Deutschen Alzheimer Gesellschaft und der Hirnliga liefern aktuelle Informationen zu Diagnostik, Früherkennung und Therapie der Alzheimer-Krankheit und anderer Demenzformen.

Register

Abbau, geistiger *13, 23*
Alzheimer *16, 21–33, 38, 53*
Anti-Aging *11, 20, 46*
apoE *27, 31*
Auswendig lernen *71, 117, 126, 150–153*
Beta-Amyloid *23, 29, 31*
Bluthochdruck *20, 30*
Body-Mass-Index (BMI) *30*
Computer *24, 54, 65, 72, 75, 84, 87, 97, 125, 140, 150ff., 182*
Curcumin *29f.*
Demenz *21ff., 25f., 30f., 56*
Depression *25, 32*
Diabetes *20, 30, 53*
Einsamkeit *34, 39f., 162*
Entspannung *39, 161*
Eselsbrücke *117, 119, 124*
Gedächtniskünstler *108, 111, 115, 125, 135f., 139*
Gelassenheit *12, 19, 34, 90*
Herzinfarkt *15, 23, 53*
Hormon *18, 31, 44, 46f., 71*
Humor *12, 34, 160*
Hundertjährige *12, 37–41, 43, 47*
Intelligenz *34, 65f., 74f., 77ff., 81, 139f., 157, 160*
–, emotionale *66, 75*

–, fluide *77ff.*
–, kristalline *77, 79*
IQ *28, 64, 78f.*
Jonglieren *97–100*
Jugendwahn *44*
Jungbrunnen *11, 49*
Karikatur *132, 170*
Karriere *19, 48, 196*
Konflikt *19, 182, 187*
Kontakt *12, 17, 34, 39f., 98, 162–167*
Konzentration *139f.*
Kopfrechnen *54, 66*
Kreativität *49, 85–96, 133, 137, 140, 153*
Krebs *15f., 21, 43, 46f., 53, 156*
Kreuzworträtsel *28, 54*
Krise *19, 52, 60, 159–162*
Kryptologie *96*
Kurzzeitgedächtnis *81ff., 139*
Lebenserwartung *11, 15f., 38, 41, 49, 163ff.*
Lesen *13, 22, 28, 45, 54f., 79–85, 96, 103, 107, 109, 117f., 123, 146f., 198*
Mild Cognitive Impairment (MCI) *21f.*
Models *18, 45*
Motivation *12, 60, 157*
Musikinstrument üben *61, 79f., 97*
Name *22, 56, 59, 73, 78, 167–175*
Namensgedächtnis *25, 167–175*
Netzwerk *40, 161f.*
Neugier *12, 34, 37, 55, 60, 69, 85*
Optimismus *11, 39, 158*
Ordnungssystem *106, 150*

Perfektionismus *160*
Phantasie *91, 119, 123f., 131, 134, 143, 170, 172, 197*
Prioritäten erkennen *76, 166*
Puzzeln *28*
Quercetin *29*
Rätsel *38, 63, 93*
Rente *42, 48, 51, 193*
Resilienz *157f.*
Risiko *27, 32, 40, 49, 75, 194*
Routine *61f., 93ff.*
Schach *28, 54, 90, 97, 190*
Schubfächer, geistige *59, 143f.*
Schüchternheit *164*
Selbstvertrauen *140, 155*
Smalltalk *107, 111, 164, 182ff.*
Sprachen lernen *54, 56, 65ff., 108*
Streit *62, 183f., 189*
Stress *32, 46, 60, 158–161*
Sympathie *183*
Teenager *18f., 44, 51, 56, 105, 130, 182, 193*
Telefonnummer merken *54, 111–115, 131f., 134, 137f., 165, 170*
Übergewicht *15, 30f., 49*
Vergesslichkeit *25, 56, 58, 107*
Vitamin *28f.*
Werte *96, 194ff.*
Wiederholung *83, 105, 142, 146ff.*

Kai Romhardt

Slow Down Your Life

Vom Glück der Gelassenheit

ISBN 978-3-548-36859-7
www.ullstein-buchverlage.de

»Slowing down« – das heißt abbremsen, zur Ruhe kommen, entspannen. Je mehr Stress und Hetze unser Dasein bestimmen, desto wichtiger wird die Kunst des Anhaltens und des bewussten Lebens im Hier und Jetzt. Erfahren Sie einen neuen Umgang mit Zeit und Geschwindigkeit, und entdecken Sie Ihr eigenes Tempo – mit mehr Gelassenheit, Frieden und Freude am Leben.

»Ein kluger Begleiter, der in jede Handtasche passt. Romhardts Entschleunigungstheorie gibt Anregungen für mehr Gelassenheit und stressfreies Arbeiten.«
Für Sie

»Ein weises Trainingsprogramm« *Die Zeit*

US224

ullstein